心理学大师经典系列

Personal Consultancy:
A model for integrating counselling and coaching

〔英〕纳什·波波维奇 (Nash Popovic)
〔英〕德布拉·金克斯 (Debra Jinks)
著

赵然 等译

私人心理顾问

咨询与教练技术的整合

化学工业出版社
·北京·

Personal Consultancy: A model for integrating counselling and coaching by Nash Popovic and Debra Jinks.
ISBN 978-0-415-83393-6
Copyright © 2014 by Routledge.
Authorized translation from English language edition published by Routledge, an imprint of Taylor & Francis Group LLC
All Rights Reserved.

北京市版权局著作权合同登记号：01-2017-3023

图书在版编目（CIP）数据

私人心理顾问：咨询与教练技术的整合／（英）纳什·波波维奇（Nash Popovic），（英）德布拉·金克斯（Debra Jinks）著；赵然等译．—北京：化学工业出版社，2020.1（2020.6重印）
（心理学大师经典系列）
书名原文：Personal Consultancy: A modlel for integrating counselling and coaching
ISBN 978-7-122-35435-8

Ⅰ.①私… Ⅱ.①纳…②德…③赵… Ⅲ.①心理咨询-咨询服务 Ⅳ.①R395.6

中国版本图书馆CIP数据核字（2019）第244209号

责任编辑：赵玉欣　王新辉　　　　　　　　　　装帧设计：关　飞
责任校对：宋　玮

出版发行：化学工业出版社（北京市东城区青年湖南街13号　邮政编码100011）
印　　装：大厂聚鑫印刷有限责任公司
710mm×1000mm　1/16　印张17　字数254千字　2020年6月北京第1版第2次印刷

购书咨询：010-64518888　　　　　　　　　　售后服务：010-64518899
网　　址：http://www.cip.com.cn
凡购买本书，如有缺损质量问题，本社销售中心负责调换。

定　　价：68.00元　　　　　　　　　　　　　　版权所有　违者必究

译者名单

赵　然　李　青　于丹妮

王梦瑜　孙晓波

致谢

特别感谢那些对本书做出过贡献的人，他们通过提供不同的应用环境，使个体咨询变得生动起来。我们感谢劳特利奇的团队帮助我们促成这个项目，而且这个过程令人十分愉快；我们特别感谢凯瑟琳·阿瑟顿和乔安妮·福肖的指导和克里斯·肖的耐心和热情。非常感谢斯蒂芬·帕尔默教授，他非常细致地阅读了我们的初稿，并给出了宝贵的反馈意见。最后，最重要的——感谢我们的来访者，他们一直以来都为我们提供精神支持，没有他们，个体咨询就不会被创造出来。

纳什：我个人要感谢我的搭档温迪·阿达梅克的反馈以及她一直以来对我个人情感和专业的支持。

德布拉：首先，我要感谢我的孩子弗朗西斯和阿比盖尔对我的长期支持和信任；我的妹妹杰恩，她不仅是这次研究过程的一部分，也是我生命中最重要的过程的一部分；最后，感谢我丈夫戈登对我的耐心、鼓励和爱，因为他一直是我的精神支柱。

序

　　新的想法和概念是如何产生的？有两个条件似乎是必要的：一个是对现有概念和想法的日益不满；另一个是在从事创造活动时引发的不满。就我而言，可能是从我作为一对一咨询师的职业生涯开始，不满就已经开始酝酿了。各种称谓（咨询、治疗、指导）的不恰当是我不满的原因之一；然而，现在来看，最重要的原因可能是在多数情况下，当内部冲突被探索并成功解决后，却未能看到切实的行为变化。另外，机会"触发"是一个问题。在2001年我发表了一篇关于治疗的思辨性文章之后，一位几年前曾和我一起研究过存在主义咨询和心理治疗的同事联系了我。他说他正在接受CBT的培训来丰富他的工作方式，并询问我目前在以什么方式做咨询。

　　这个问题使我不禁陷入沉思。虽然我高度重视存在主义的工作方式，但我并没有践行过"纯粹"的存在主义。令人担忧的是，这种咨询方式从未被明确的定义。我一直知道这个职业有很强的"潜规则"，但为了来访者和咨询师的利益，我们需要以一种开放和明确的工作方式表述。为了达到这个目的，我必须"清理桌子"，并从所有一对一咨询的必要条件开始谈起。我很快总结出了个体咨询模型（图表）。我将其寄给我的朋友一份，作为我对他的问题的答复。然而，检验模型的有效性并为支持这一工作方式提炼论点花费了我数年时间。

　　第一次尝试公布这些结果遭到了失败，文章被拒绝了。"整合？不用了，谢谢。"时机不对。不过，这种状况没有持续太久。越来越多的咨询师认识到，整合是必然的，尤其是在教练领域已经颇有声誉之后。经过一些小的修改，这篇文章于2007年第一次发表了，从那时起，个体咨询领域吸引了越来越多人的兴趣，尽管无法提供正式的资质认证，还是有越来越多的咨询师希望接受这种方法的培训。随后更多的出版物发表了，但所有这些与德布拉的观点浪潮相比，更像是一个个涟漪。她把与整合相关的所有问题推向了一个不同的层面，所以我想把序言的其余部分交给她。

——纳什·波波维奇（Nash Popovic）

我不能自诩创造了个体咨询模式，因为这是纳什的主意。然而，由于我感兴趣并参与其中，我帮助开发并完善了它。也许我最大的贡献是我对这个模型的热情，这是推动它逐步成长的动力。近来，随着我的信念和信心的增强，它已经接近成熟了。但起初我只是抱着好奇和有点天真的局外人的心态来做这件事的。我对个体咨询的兴趣是偶然产生的：我曾经教练过这样一个来访者，正是这段经历使我对保持学科的独立性持保留态度，这个来访者的模式是他在最初的几周内可以保持高度的积极性，但之后就完全放弃，彻底失去信心。他会脱离教练过程，然后不久后就又想再试一次。在训练的保护伞下，我所使用的方法并没有给我提供机会去深入探索是什么使他如此崩溃。那时我想如果我能戴上我的咨询帽对他进行几次咨询，很可能会使他对这种模式产生深刻的认识。然而，当时我的导师坚持认为这样做将超出教练合同的范围，如果他需要咨询治疗，他应该去别的地方。我最终遵从了导师的指导，但我心里并不认同这种做法。因此，当我需要为我在赫尔大学学习的硕士课程写一篇关于道德困境的文章时，我选择了与来访者一起探索的经验作为道德困境。在为此做研究的过程中，我意识到即使我选择了跨越教练和治疗的界线，也没有专业机构能够提供支持，我的挫败感也随之增加。

然而，当我发现这篇关于个体咨询的文章时，我看到了一丝曙光。我记得当时我觉得这似乎有点激进，但我也记得我当时的激动和兴奋。我的兴趣被点燃，我想进一步探讨这个话题，我硕士论文的关注点衍生为其他咨询师对个体咨询的概念和实践的看法。大约在那时，我刚加入领英（LinkedIn），作为一个社交网络新手，我向其中一个小组提出了一个问题，想看看我会得到什么样的回应。我当时是想通过这种方式来了解这一问题的情况。而之后我就被大家的回复和热情所淹没了。后来，通过这种方式我找到了一些人进行访谈，并据此为我的研究确定了问题。然而意想不到的结果是，它也给了那些相信教练-治疗整合的人一个发声的机会和交流的平台。

回顾过去，我认为这是一个新的咨询师团体的开始，他们以前一直孤立地甚至在恐惧中工作。从那时起，纳什和我就把我们的资源结合起来，进一步发展出了个体咨询模式。我们已经结合不同的应用情况对它进行了重塑和改进。我们在会议、高校里讨论过，也写了一篇文章，现在希望这本书能吸引更多的读者。最重要的是我们不再孤独。整合咨询师的团体正在不断壮大，而那就是另外一个故事了。

——德布拉·金克斯（Debra Jinks）

前言

本书讲述的是个体咨询的概念，即有关"一对一谈话咨询"的整合方法。这里的"整合"指的是目前由咨询、心理治疗和辅导所组成的一系列方法。因此，个体咨询并非是单一方式的咨询或教练，而是多种咨询和心理治疗方法相结合的框架。这种融合是当前英国乃至世界关注的一个焦点。

个体咨询模型是作为一个整合框架而提供的。这本书的目的是从理论的角度来描述个体咨询这一整合的框架以及如何将其应用在来访者身上。本文提供了一些案例来说明它在各种背景以及各种问题中的应用。这个模型之前已经在课程、会议、研讨会、网络会议和专业论坛网站中进行了大量讨论。一些关于个体咨询的文章和书籍已经出版。另外，本书的作者都是享誉世界的整合教练-心理治疗职业者协会（AICTP）的创始成员。这个专业团体致力于支持和指导那些已经选择以这种整合的方式工作或希望在未来向这一方向发展的咨询师。因此，本书的目的是为这一不断增长的趋势添砖加瓦，并满足对学习资料的需求，这些资料将告诉咨询师如何推进他们的实践、专业地定义自己以及如何在市场中定位自己。

为了理解这种整合的必要性，我们需要把个体咨询放在当前和过去发展的背景下来看。在第一章中，我们总结了该框架采用的一些现有方法。同时，我们也认为需要了解一些相关的哲学、科学、社会、文化和政治因素。以苏格拉底为例，在我们看来，当我们考虑一种重视个人发展，并以帮助来访者自助为原则的方法时，他和弗洛伊德一样有权在餐桌上占有一席之地。通过"说与听的练习"促进个人的成长和发展并不是一项新发明，它起源于古希腊。

哲学

苏格拉底在很多领域革新了我们的世界，但与我们的咨询特别相关的是他的研究方法。在苏格拉底之前，大多数人通过论证的力量来说服（通常是强有力的）他人，现在他们仍然这样做。我们的天性是相信，如果我们认为自己是对的，其他人也应该这么认为。苏格拉底走了一条不同的道路。他尝试提出问题，而不是证明预先准备好的答案——"我知道我不知道，所以让我们一起得出结论"是他的方式。这种与通常试图影响他人的方式截然不同的做法，与如今"一对一咨询"的做法产生了共鸣。如今一对一咨询的目的是促进更深入的见解，帮助来访者弄清事情的真相。所谓的"苏格拉底式对话"在这一行业的专业人士中是一种常见的做法。

在遥远的过去，人们探索出了一个普遍的结论。罗马皇帝马可·奥勒留（Marcus Aurelius），受到希腊人的思想和斯多葛学派的影响，说出了这样一句话："如果你因为任何外在的因由而痛苦，那么使你痛苦的不是因由本身，而是你对因由的估量。"换句话说，问题不在于问题本身，而在于我们看待问题的方式。作为专业人士，这种洞察力对我们的工作至关重要，其价值不可低估。这是当今一对一咨询的基础，几乎影响着其过程中的每一种方法。理性情绪行为疗法（rational emotive behavior therapy, REBT）就是一个典型的例子。该疗法的假设前提就是如果人们能够改变自己的信念，他们就能改变自己的感觉和行为。

科学和技术

毫无疑问，科技革命改变了世界。它也或大或小地改变了一对一咨询。例如，巴甫洛夫、沃森和斯金纳试图将心理学置于科学基础之上的尝试，催生出了行为疗法。弗洛伊德也受到了科学中因果关系和还原论的影响。先天与后天的争论以及自由意志的问题是所有一对一咨询的核心，我们都必须认真思考我们在这方面的立场。毕竟，如果一切都与我们的基因有关，那么我们的职业难道不是多余的吗？技术突破也在以越来越快的速度改变着世界，给专业人员带来了新的挑战和机遇。如何在实践中使用Skype™、电子邮件等技术设备，是前人不需要思考的。

社会和教育

除了哲学和科学的根源之外，我们还要感谢其他社会实践和职业对于个体咨询的贡献。这些领域对于个体咨询的帮助、关怀、教育和指导足够单独写一本书来阐述，这里没有足够的空间来详细介绍。所以我们只举一个巴西教育家保罗·弗雷尔（Paolo Freire）的例子。继承了卢梭和杜威的传统，保罗提出了一种通过自我发现、实验和创造来进行教学和学习的方法——这些原则现在也是指导我们咨询的核心。各种社会学科和实践领域的交叉融合很可能会继续下去。我们发现系统理论的影响是基于这样一个前提：一个人只有在家庭和文化的背景下才能被充分理解。对此我们深信不疑。

文化

事实上，以系统的视角来看待整个西方文化可能更有利于西方文化自身。毫无疑问，它影响了其他文化，但与此同时它也受到了其他文化的影响和塑造。在谈话咨询的过程中亦是如此。例如，埃里克森（Erikson, 1968）在对印第安人进行实地考察后，提出了他的概念模型"心理社会发展阶段"（参见第九章）。老年人通常扮演着更重要的角色，尤其是在教育年轻人方面。学习其他文化用来帮助那些正在经历困难的人的机制，有利于我们寻求创新解决方案，变得更有创造力。

政治

　　20世纪下半叶的政治变化和社会运动也对一对一咨询产生了巨大的影响。第二次世界大战之后，大部分人类都经历了大屠杀、原子弹和其他暴行导致的恐怖以及随后冷战可能造成的更严重的创伤。而这也正是心理疗法的第一次大规模使用。卡尔·罗杰斯，这位"以人为本"疗法的创始人承认，他的工作方式在很大程度上受到了与退伍军人打交道的经历的影响。这一时期的特征还包括大规模的技术进步、生活水平的提高以及个人主义的急剧上升，个人主义将心理学和心理疗法带入了人类心理的未知领域。此后每十年都发生新的社会和政治变革，我们的职业必须迅速适应这些变革。

　　20世纪50年代发生了一些变化，如殖民地寻求解放、种族和性别解放以及文化解放（在音乐方面尤为突出）。这些趋势在20世纪整个60年代愈演愈烈。在当时的广播和电视等大众媒体上，挑战权威已成为一种常态而非例外。到20世纪60年代末，世界各地出现了社会动荡，美国爆发了反战和反种族隔离的示威活动，法国巴黎发生了骚乱，英国首次出现了要求同工同酬的女性工人罢工。当时的社会思潮也为一对一咨询带来了不同的视角，因为个体正在争取比以往任何时候都大的独立性。这与逐渐摒弃重点关注病理学以及将咨询师看作专家的立场的过程中得到了呼应。米歇尔·福柯（Michel Foucault）、托马斯·扎兹（Thomas Szasz）和莱恩（R. D. Laing）对精神病学的基本假设和原则提出了质疑，他们认为对诊断和疾病的定义不足以理解和干预精神健康。这种"反间谍"运动的结果是让我们开始以一种更全面、更有力的方式，一对一地解决问题。个人主义、对差异和多样性的进一步认识以及考虑不同群体和个人可能需要的支持使得各种方法空前繁荣：几十年来主导该领域的精神分析方法只是众多方法中的一种。实践变得更加复杂，但这种复杂性也意味着更大的成熟——"新时代来临"。

在20世纪70年代，两次世界大战被列入英国学校的历史教科书——它们成为了真正意义上的历史，尤其是对于新一代。当时的流行语是自由、独立、机会和可能性。人们不再像过去那样认为社会阶级是固定不变的，人们有一种感觉（至少对某些人来说）：如果一个人足够努力，他们就能塑造自己的命运。教育不再被视为少数人的特权，在英国想要上大学的年轻人可以获得助学金的支持。与此同时，消费主义成为一种常态，当时的年轻人不再像他们的父母那样为了得到想要的东西而储蓄和等待。在那个时候，很大程度上是建立在人本主义心理学基础上的心理咨询逐渐抛弃对来访者的病态视角，成为一种不可忽视的力量。

雅皮士（yuppic）这个名字正是为一群新兴的城市专业人士创造的，他们都渴望获得社会地位和物质财富。他们过度消费的生活方式在某些人看来是缺乏品味的。而对于那些处境相对较差的人来说，低息贷款和信用卡也唾手可得。如此来看教练在这一时期出现并迅速增长似乎并非意外。他有时甚至被认为是有抱负的领导者和高管的地位象征。由于对绩效和目标的关注，以及与商界的联系，教练没有任何与心理治疗相关的污名。之后尽管出现了一些危机，贫富差距日益扩大，但信心和乐观主义在一段时间内依然有增无减。这也推动了在世纪之交，积极心理学的迅速崛起，它关注的是幸福、快乐和个人的长处，而不是问题、弱点或不足。现在我们不仅可以考虑如何从负到零，还可以考虑如何从零到正——这是教练领域做出的巨大贡献。然而，派对终有结束时。

派对结束了，是时候清醒了

IT泡沫最先破裂于2001年，随后2008年美国房地产市场的崩溃在所谓的发达国家引发了全球危机。目前，我们还不能确定最糟糕的情况是否已经过去，但有一件事是明确的：我们所有人，包括一对一的咨询师，都需要用清醒和现实的眼光看待自己所处的复杂境地。我们仍然生活在一个消费者社会，但大多数人已经以这样或那样的方式受到当前经济气候的影响。事实上，没有人能够担保或预测未来。然而，来访者的需求和期望似乎变得越来越清晰。关于我们服务对象的常识是明确的。我们需要用内心列表和行为改变来处理弱点和长处、噩梦和梦想；我们所有的生活，无一例外，都具有两面性。如果我们想做好本职工作，我们需要有意愿并且有能力处理好这两个方面。来访者应该期望"物有所值"（在免费咨询的情况下，是"时有所值"），而这意味着整套服务。如今，很少有来访者对冗长的治疗感兴趣，这种治疗旨在揭示他们自身的一些隐秘部分，在现实生活中效果甚微。"当深度被挑出，人们就会关注表面"的假设从未在实践中得到验证。另外，来访者很快就对建立在薄弱或根本不存在的基础上的做法的短期效果感到失望。大多数来访者希望深入探索，但也希望做出建设性的、实际性的改变。私人心理顾问是一种尝试，它提供了一个足够广泛的模式，以满足此类要求。它的整合特征是把这种一对一的练习与咨询或教练中的大多数方法区分出来。

目录

第一部分　私人心理顾问的架构

第三部分　评论和展望

第一部分
私人心理顾问的架构

第一章

一对一之对话实践概论

这一章回顾了目前一对一谈话实践涉及的领域：咨询、心理治疗和教练技术。这必然是一份不完整的指南，但它试图通过提供该领域的概述来为私人心理顾问奠定基础。这表明，一些治疗方法可能更接近教练技术而非其他治疗或咨询方法。一些已有的允许咨询师在某种程度上进行整合的模型（如专业助人历程模式或SFBT）已经得到检验。

在19世纪80年代，一位年轻维也纳医生致力于成为神经疾病领域的专家。他尝试了可卡因、电击和催眠等各种方法去帮助癔症患者以及他自己（他一直忍受着极端的情绪波动）。但后来，他逐渐放弃了这些工具的使用，因为他意识到真正重要的是他与患者之间的倾听与交谈，即患者与治疗师之间的互动似乎是具有治疗作用的。自此"谈话治疗"诞生了，而他正是西格蒙德·弗洛伊德。在当时，这种独特的治疗方式并没有立即得到医疗和科学机构的接纳。然而仅仅过了一百多年后的今天，一对一实践已发展出了400多种流派。本书涉及其中一部分流派及其使用的方法和技术，所以我们将先对这一领域做一个简要介绍。

传统的一对一实践主要分为三大类：心理动力学流派、认知行为流派和人本主义流派（有些资料中也会加上整合流派、建构主义流派、系统理论流派等）。我们虽然在一定程度上遵循这一分类，但有时我们也需要灵活一些。因为这些流派已经经过了有机的演进，而发展它们的个人或团体也有着不同的气质、意识形态背景，并生活在不同时代或社会环境中，所以任何对这些流派的分类都可能存在把真实情境过度简化的风险。不过我们稍后在介绍私人顾问的框架的时候会提到，从实践角度出发，可能会有一种更加有效的方式对这些流派进行归类。这个问题暂且搁置一边，我们还有一个与其他同类综述不同的观点：我们认为教练技术对一对一实践很有价值，其重要性与其他流派不相上下。之所以说所有的流派都有其历史背景，原因有二：一是想说明每个流派都是那个时代的产物（这不等于说它没有持久的价值）；二是要强调这个领域一直是在不断发展的。因此，我们一直也将继续"在路上"。

在继续往下论述之前，我们必须澄清一点：虽然我们没有足够令人信服的理由来区分咨询与心理治疗（之后简称为治疗），但是我们同意英国的主流观点（虽然在美国未必如此）——这两个专业有很大程度的重叠，所以这两个词我们经常替换使用。我们认为，如果不纠其细节的话，这两个专业在目标、功能和方法上的相似度远大于它们之间的差异。

心理动力学流派

弗洛伊德的治疗理念和方法在当时那个年代是创新性的、甚至可以说是颠覆性的，他希望自己的学说可以得到认可，而这对一个身在保守的维也纳圈层中的犹太医生来说是很难实现的。所以，即便弗洛伊德对希腊神话的关注远胜于对实验研究的关注，他仍然尽量向科学、医学模式靠拢。"科学性"在当时意味着因果关系：重力导致苹果的下落、化学反应导致爆炸、自然选择导致生物进化。据此逻辑，如果想要帮助有精神疾患的人，那首先要找到他们的病因。这背后的假设是：理解了病因就可以使病人康复。这与精神分析中的另一个假设有所关联：我们在成长早期都要经历特定的发展阶段，并且性在其中扮演了重要角色。这一过程并不是一帆风顺的，当我们从一个阶段发展到另一个阶段时，会对身边亲近和重要的他人产生出各种充满矛盾甚至烦扰的情愫。为了应对这些矛盾和困扰，我们会发展出防御机制，或隔离或压抑自己的感受和想法。如果我们没有顺利完成这个过程，而是卡在了某些阶段，那日后就可能导致神经症。

依据弗洛伊德的理论，我们该从哪里开始找病因呢？应该向内找，应该从过去找，通常它存在于童年早期。他认为那些我们不想要的东西和问题的根源都藏在我们的潜意识中，这个观点确实很新颖（虽然并非完全是原创的）。弗洛伊德提出了著名的冰山模型来类比人的心理结构，人的心理大部分都是在水面之下的。虽然弗洛伊德没能为潜意识找到一个完满的定义，但是这个概念已经颠覆了我们对心理和治疗的理解。就像一名考古学家的任务是用心发掘我们深埋于地下的历史一样，一名治疗师的责任是帮助来访者把他们隐藏的过往经历和人格的一些方面提取到意识层面。治疗师的角色是为来访者提供一个安全的、能降低防御的环境——防御在此时已经成为了束缚——这样那些潜在的心理活动和驱力才能浮出水面。达成此目的的最常见的方法是自由联想和释梦，两者都是为了和潜意识进行对话。正因如此，治疗师带来的干扰要被降到最低（这是为什么在过去治疗师要坐在来访者的视线范围以外的原因，这种操作现已被弃用）。治疗师要全神贯注地倾听来访者，有时还要帮助来访者去对其所述的内容进行分析和解读。不过，治疗师和来访者之间的关系被视为疗愈过程必不可少的组成部分，这一方面是由于信任在治疗中很关键，另一方面是由于来访者会把自己和重要他人的早期关系投射到自己和治疗师的关系上（即移情）。

这种方法一经建立，就发展出了很多分支〔例如，大家都比较熟悉的荣格的分析心理学（analytical psychology）、阿德勒的个体心理学（individual psychology）和埃里克森（Ericson）的自我心理学（ego psychology）〕。而在这个心理动力学大家族中，最忠实于其原始理论假设的一支就是精神分析。

这些分支流派曾经几乎主导了整个治疗领域，但现在已风光不再——据最新调查数据显示，在英国只有12%的治疗师认可它们。究其原因，有以下几点：一是治疗时间过长——一般都要持续若干年之久且在一些个别案例中一周要进行5次治疗。二是这种治疗方式导致诊疗费用过高——只有经济条件较好的人才能消费得起而普通大众就望洋兴叹了。三是没有确凿证据来证明精神分析确实有效——虽然精神分析帮助到了一些来访者，但是它所提出的假设"人内心世界（观点和意识）的改变可以自然消解神经症症状，并带来情感、认知或行为上的明显改变"却没有得到确切的证明。弗洛伊德本人也没有做太多实证研究，他的理论更多地被看成是哲学而非科学。有这样一个事实反映了这一点：除了心理学系之外，弗洛伊德的理论在大学里依然广为传授。即便如此，心理动力学的重要性和影响力也是不容轻视的，任何没有考虑心理动力学的整合都是不完善的。

行为主义

就在弗洛伊德建立他的流派之时，另一位心理学家在欧洲大陆的另一侧正做着与之大相径庭却同样对心理学和一对一实践起到举足轻重影响的工作。他就是使用实验法（被试多为狗，偶尔是孤儿）的巴甫洛夫（Ivan Pavlov）。虽然他的实验方法在今天可能会遭致非议（由于实验过程的创伤性），但其研究所得的重要结果确实影响深远。简言之，巴甫洛夫发现狗会对与食物相关的刺激物产生流口水的反应，无论食物是否真实存在。这种"刺激物－自动反应"模式的概念就是我们常说的"经典条件反射"。想想那些能引起我们情绪或行为反应的特殊味道或声音，你就明白什么是经典条件反射了。在一对一实践中，这一理论可以帮咨询师理解来访者的看似不合理的行为，而且能重新调整来访者的行为，让他们对刺激做出积极的反应。后来华生（John B. Watson）在美国建立了行为主义心理学院，这使得巴甫洛夫的工作及成果便开始在20世纪的心理学领域成为主流。斯金纳（B.F.Skinner）提出的操作性条件反射使得行为主义得以进一步发展。他认为行为的维持或改变都是由其所带来的结果决定的。例如，如果一个行为得到了奖励，则这个行为会被强化、会再次发生；如果这个行为被忽视了，那它可能会消退。这一理论对于那些想帮助来访者提高效能的咨询师来说很有用。

行为主义中被奉行了50年之久的重要基础假设是：人，生来就是一张白纸，完全是由后天环境塑造的，所以人的差异源于环境而非遗传。实际上，行为主义把心理活动视为非科学的、不值得为之困扰的，它真正关心的是人们可观察到的行为。行为治疗方式（最有名的是"暴露"技术的运用）至今仍然存在，但通常与认知流派相结合，也就是我们熟知的认知行为治疗（cognitive behavioural therapy, CBT）或认知行为教练（cognitive behavioural coaching, CBC）。

认知行为流派

20世纪50年代埃利斯（Ellis）和贝克（Beck）各自创立了理性情绪疗法（rational emotive therapy, RET）和认知疗法（cognitive therapy, CT）。虽然认知治疗和行为治疗的理论基础不同，但它们都热衷于实验研究。这两种方法可互为补充，所以由它们融合而成的认知行为治疗（CBT）成为了最为人熟知的治疗和教练流派。

CBT的哲学基础和方法与心理动力学非常不同。它是目标导向的，且咨询师扮演的是指导者、引导者的角色。相比于精神分析师，CBT咨询师较少关注来访者的过去和问题成因，他们更关心的是现在和将来。此外，CBT还

私人心理顾问：咨询与教练技术的整合

有这样的假设：人的思维模式和对事物的理解可以调节他们的感受和情绪反应。比如，负性思维会导致抑郁情绪；预设的危险会导致我们焦虑。所以，改变非适应性的想法可以带来情感和行为的改变（不过最近我们更强调的是改变个人与非适应性想法的关系而不是改变想法本身；Hayes et al., 2011）。

咨询师使用很多技术帮助来访者用更可行、有效的想法来挑战并取代其非适应性的行为、信念和思维模式（比如过度概括、以偏概全、低估正面信息、糟糕至极），从而减少他们的情绪痛苦和自我挫败的行为。现代CBT治疗包括了诸如暴露疗法、ABC模型一类的传统技术，同时也出现了一些新技术（比如意象、认知重构、放松训练、接纳与承诺疗法等；Hoffmann, 2011）。

由于CBT被认为是低成本高效益的且具有循证性，所以目前在卫生保健领域（英国国民医疗服务体系）得到了广泛运用。然而全局情况要更复杂一些。CBT常被诟病于其缺乏深度——它只关注改变症状和表现形式，但无需触及更深刻的问题和缘由。所以，有人认为CBT虽然在改变某些思维和行为模式上很有效，但是它的效果很难长久保持。一项研究发现接受CBT治疗的来访者中有2/3的人会在2年后复发或再次求助（Westen et al., 2004）。不是每个人都适合CBT疗法，有些来访者觉得这个疗法及其使用的一些方法（如布置家庭作业）太具指导性，而且他们的情绪问题并没有得到充分的解决。话虽如此，CBT干预是否有效不仅取决于从业者的技术和敏感度，还取决于这种工作方式与来访者的期待及偏好的匹配程度。但有一点毋庸置疑，那就是CBT中的许多技术和方法大大丰富了一对一从业者（尤其是使用整合技术者）的技能库。

人本主义运动

在20世纪中期，心理学和心理治疗领域掀起了一场革命，在主流的精神分析和行为主义之外出现了许多新的流派。虽然这两大主要学派非常不同，但由于受到当时主流的科学范式影响，两者也有些共同之处。它们都试图对人进行客观地观察，且认为人性及行为是有规律可依的，其背后有一个或多个决定因素（比如性本能或环境因素），这在本质上是属于还原论的。然而，有一些心理学家和治疗师认为人不完全是被动的，人有自我实现的能力、可以主动书写自己的命运。正如法国的存在主义学家萨特（Sartre）所说的那句名言"我们都受到了自由的诅咒"。这场运动让人们意识到了独特性、选择和个人责任的重要性。人们很快就认识到自我实现的倾向和整体观的使用会对治疗过程产生深远的影响，因此很多新流派应运而生。虽然其中有些是独立发展出来的，比如格式塔流派（我们稍后会讨论）、涉及灵性或者超个人成分的精神综合流派等，但是大多数新流派都可归于人本主义心理学。这些流派的共同之处是不把治疗师视为专家、不把来访者视为病患。它们主张来访者是自己的专家，只要有合适的环境条件，他们便会自发地去为实现自己的潜能而努力。这也反映了当时势头正劲的种族运动、性别解放运动所带来的社会变化。罗杰斯（Carl Rogers）创立的以人为中心流派便是人本主义运动中的一个典范。

以人为中心流派

如今在大多数咨询培训项目中，以人为中心的理念已被视为建立咨访关系的基础。以人为中心（原为"来访者中心"）的治疗强调"同在"和"倾听"，而不是尝试对他们做些什么，这一理念对新手咨询师和初学者而言颇具诱惑力。以人为中心流派认为来访者最了解自己，能帮助他们找到解决问题之方案的是他们自己而非咨询师。每个人都有自我发展的欲望和能力，所以咨询师要做的是跟随来访者的节奏、适时适当地给他们提供发展所需的环境条件，而不是强迫他们做出改变。打个比方来说，治疗过程就好比种树，揠苗助长是没用的。真正能让来访者为自己负责、让他们成长、让他们为实现自己潜能而努力的是治疗师的真诚、对来访者"真实自我"的无条件接纳和共情。

有人认为以上所述的观点假设有些天真且缺乏佐证，它们没有考虑到人性的阴暗面及局限。有些来访者也因为治疗师的"不作为"（既无劝解也无建议）而感觉失望和沮丧。但无论如何，以人为中心的原则理应且已经成为了一对一实践的重要基础。越来越多令人信服的证据已表明对来访者的接纳、理解和关心是治疗成功的关键要素。

格式塔流派

格式塔心理学是两次世界大战之间最为多产、也最具影响力的学派。特立独行、烟不离手（没错，在咨询中也是如此）的皮尔斯（Fritz Perls）建立了与该学派同名的治疗方法，并让它得以广泛传播。格式塔心理学的重大贡献在于它认识到了人类的两大趋势：经验的整体性和闭合性（在头脑中将不完整的图形进行完善）。一开始这指的是我们的知觉（例如，用三个点表示三角形），但之后我们也意识到了"情绪闭合"的重要性。格式塔治疗与人本主义流派同样都强调自我实现和真诚的咨访关系的重要性。我们看一个人需要结合情境，脱离了情境就无法对这个人进行合理解读。这个流派还很重视"此时此地"的自我意识（即现在所说的"正念"）——体验性的而非认知性的。因此，格式塔治疗师不仅关注来访者表述的内容，还关注表达的方式：面部表情、姿态以及语言的使用（字词的选择、语调、手势等）。

当然这一流派也不是对任何人都适用。如果治疗师的水平有限，那来访者也会觉得这种治疗让人很头疼。就连经典案例中的"Gloria"也觉得皮尔斯很让人恼火，虽然她最终放弃了罗杰斯和埃利斯，选择了皮尔斯进行后续治疗（不久她便后悔做出了这样的选择）。格式塔治疗如今已不再像往日那样流行了，但是它对现在的一些流派（如NLP）的影响和对治疗和教练领域的贡献是不容小觑的。

存在主义流派

存在主义疗法与人本主义流派在理论和操作上有一定的相似性。存在主义疗法是基于存在主义哲学发展而来的，所以与其他流派不同，它把人的困境视为每个人都不得不经历的生活的一部分，而不是需要被治疗的神经症性问题。不确定性、焦虑、虚无感、死亡、与他人最终的分离、自由与选择带来的责任等，这些都是我们不得不面对的人生挑战。治疗师要帮助来访者更真切地与它们共处，而不是要摆脱它们。治疗师要协助来访者意识到他们的想法、澄清价值观，同时为生活找到自己的意义。该流派的治疗师不依赖任何特定的技术——他们更关注治疗态度——虽然其中的现象学还原或称"悬置"的方法还是值得一提的，我们稍后还会对此进行探讨。这个流派在英国仍比较流行，发展出了包括存在主义教练在内的大量培训课程。

存在主义疗法的最大局限在于它是以特定的哲学体系为基础的，而这一体系中的一些结论和看法未必正确（他们曾经已经或可能遭到质疑）。这里的风险是，存在主义治疗师可能无意间就把一些来访者并不想要的观点强加在了他们身上。而且存在主义者并不相信潜意识，他们更关注"此时此地"，所以这使得他们很难对那些源自来访者童年的、被压抑的素材或议题进行工作。范·德尔森（Van Deurzen）曾说"那些想立即缓解某些症状的来访者会逐渐发现存在主义疗法并不适合他们"（in Dryden, 2001, p.25）。即便如此，任何没有将该流派纳入其中的整合必将是不全面的。

高明的心理助人者模式

这个模式可算作一个为人熟知的整合流派案例（第二章将对整合的概念做进一步论述）。杰勒德·伊根（Gerard Egan, 2010）的工作遵循了人本主义的原则，特别考虑到了其中关于助人关系质量的部分，但是他也认为助人者的职责应该包括鼓励、支持来访者建立自己的目标和行动计划。在20世纪70年代中期提出的这一专业助人模式对一对一实践产生了很大影响，成为了很多治疗和教练训练中的核心模型。每隔几年就会有新版的高明的心理助人者手册问世，四十多年来仍长盛不衰（如今第十版已出版），几乎每版都会结合最新研究和发展趋势做出内容修改和调整（如第七版中就介绍了积极心理学的内容）。不过，伊根一直贯彻着自己提出的"解决问题和发展机会"模式，这一模式由三阶段组成：

· 帮助来访者识别并探索他们的当前状况；

· 帮助来访者明确他们需要和想要的是什么；

· 帮助来访者发展出自己达成目标的策略。

私人心理顾问：咨询与教练技术的整合

高明的心理助人者模式本质上不是一个从理论出发的流派，但是它却受到了以人为中心流派和认知行为流派的双重影响。可以说，它是应来访者需求和要求而做的一次流派整合尝试。它把助人中的开放共情和积极地聚焦方案/问题处理，这两个方面整合了起来。这也许就是这一模式如此流行且有持久吸引力的奥秘所在。很多来访者都是既想要探索自己的内心世界、解决心理冲突，同时又希望给自己生活带来可感知到的变化、培养自己的优势并带来发展机遇的。

当然不是所有人都能接受伊根这种聚焦于技术和解决方案的做法。比如存在主义者可能会说"生命可不仅仅是这些！"，高明的心理助人者模式也常被人诟病于它缺乏深度，但如果把模型中每个阶段下的子步骤都考虑在内的话，这个论断也不是完全合理的。况且，这个模式只是一个框架，我们可以在框架内依据需要进行深化，而且可以灵活使用这个框架、根据来访者的需要在各阶段和步骤中进行调整。伊根认为整合式的从业者们可以把其他流派的理论和技术整合到这个清晰的整体结构之中，这个结构为来访者和咨询过程提供了一个容器。高明的心理助人者模式是一个很好的例子，让我们看到，一个清晰的整合框架对助人者和来访者都是大有助益的。

焦点解决流派

焦点解决治疗起源于20世纪80年代的美国，现如今已经在世界各地广为传播。这种治疗的精髓是把关注点从问题本身转移到解决方案、问题的例外、来访者的优势以及资源上，这种关注点的转变看起来是彻底的颠覆。该流派的治疗师们不鼓励"问题性谈话"——他们会问一些最可能得到来访者积极回应的问题。这与传统治疗师的做法大不相同，后者常花费大量时间来探索和分析来访者所存在的问题及其根源。焦点解决的治疗师常用的干预方法如下：

· 探索来访者已经做了哪些有效的尝试（寻找例外）；

· 鼓励来访者做一些与平常不同的事；

· 鼓励来访者想象问题不再出现时的情形（奇迹问句）；

· 对进程进行刻度化评分（通常使用1～10分的量尺）；

· 对来访者所具有的优势、品质和成就给予积极反馈；

· 协商两次会谈之间的作业。

该流派之所以如此受欢迎是因为它不仅有功效而且很高效（最多5～6次咨询——有时只有1次）——这反映了当下人们对于"效率的魔咒"的沉迷。不过优点也可能是缺点，有些问题或事情还真是需要我们花些时间、进行些深入了解才能得到更好的解决。比方说，有一个比赛失利的专业网球选手，他知道自己的正手打得很好——这是他的优势，而同时他的反手是他的劣势。那很显然，他需要利用正手的优势，但他确实也需要去留意并提高自己反手的技能，这样才能赢得比赛。焦点解决流派很适合一些来访者，不过通常当和其他流派整合使用时效果会更好。

神经语言程序学（NLP）

在20世纪70年代中期，西方掀起了信息技术革命。很多人便满腔热情地开始尝试对人脑进行重新建模。有关心智的哲学领域出现了不同流派，计算机模型对认知心理学（它继承了行为主义的衣钵）也产生了很大的影响，而一对一实践领域也不例外。NLP（由一位语言学家和一位IT专家创立）虽然借鉴了格式塔治疗和米尔顿·艾瑞克森（Milton Erickson）的催眠治疗的理念，但从它的名称中也可看出计算机技术在其中也起到了至关重要的作用。NLP的基础假设是我们都在塑造经验，所以咨询师要做的是帮助来访者去重塑错误的部分。语言及其应用在这一过程中起到了关键作用，因此才称为"语言学"。

在之后的十年中，NLP得以广泛传播。原因之一是即便它所做的和治疗很类似，但并不被当成一种治疗（因此躲过了行业的污名化）。其次是因为它与其他流派不同，它是一个开放系统——几乎任何有用的技术都可以被加到这个系统中来，所以对很多人来说它成为了工具箱。不过，有人质疑NLP是伪科学，这种质疑也不是毫无根据的——比如，其名称中的"神经"二字意义并不明确。NLP没比其他流派更具有"神经"特性，而这个名称却给它戴上了科学的光环。我们在这里要提及NLP，不仅因为它给我们提供了大量的技术工具，也因为它与我们接下来要谈及的教练也很有关联。

教练

人们对教练有一个普遍共识："教练"一词起源于体育运动领域。在20世纪80年代，金融领域蓬勃发展，其从业人员被期待像体育领域的顶级运动员一样拥有良好的表现成绩。由于体育教练平时所做的就是调整运动员的心态以保证他们在心理和身体方面都有最佳表现，所以体育教练们自然很擅长找到一些激励人心的方式（Dexter et al.，2011）。比如大学足球教练本杰明·卡特（Benjamin Karter）成为了一个自我激励方面的演讲大师，哈佛大学网球队的队长蒂莫西·加洛韦（Timothy Gallwey）为企业教练、高管教练、生命教练等教练发展做出了建设性的贡献。

教练很快发展成为一个很庞大的产业。很多人对它都很感兴趣，尤其是商界人士，因为它不带有内在缺陷的含义（而心理治疗似有其治疗对象是有内在缺陷的含义）。简言之，在职场中治疗是被污名化了的，而教练却被视为身份或地位的象征。由于顶级教练的收费高昂，教练就成为了一个很有吸引力的职业。随着在线学习和远程学习的逐渐流行，出现了很多全球性的教练培训学校和学习项目。除了商业领域外，教练的应用正在扩展到其他很多领域中（比如类似于英国国民医疗服务体系这类的国营机构、非政府非营利性机构、公共服务机构）。现今的教练都有各自不同的背景，比如说心理咨询与治疗行业、人力资源行业、商业、临床和职业心理学领域。最近还出现了一些专业教练，他们来自于一些专业领域，比如健康、教育等。

教练到底是什么呢？教练为他们的客户营造一个支持性的、推动性的环境来帮助客户探索自己在生活中想要什么、如何去实现抱负、如何去完成目标等，这些工作通常都与提高绩效表现有关。教练的角色就是帮助客户做出行动的承诺并保持行动的动力。教练通常分为两大类：一类是生命（或个人）教练，另一类是高管（或企业）教练。但在实践的过程中，这两种教练的不同仅仅体现在应用情境和关注点这两个方面。企业教练主要是针对组织背景限制中的个人或团队开展工作，而生命教练则是帮助人们去发现和实现个人目标。

有批评指出，生命教练就像是没有经过培训、监督和规范的心理治疗。的确，教练培训的质量参差不齐（Peltier, 2010）。为了解决上述的这些担忧和问题，教练心理学应运而生。教练心理学目前的工作定义是：教练心理学是以增进个人幸福和工作表现为目标，以基于已有成人学习和心理学方法而建立的教练模型为支撑的心理学（Palmer & Whybrow, 2006）。

很显然，教练心理学想将自己定位在更宽泛的心理学范畴之内，这是教练实践前进的重要一步。然而，一个当时无法预见的后果现在显现了出来，那就是基于已有的心理学流派产生出了很多派别的教练（如认知行为教练、存在主义教练等）。

教练的发展

诚然教练的名称和源起都来自于体育教练领域，但从职业发展角度来看，它的历史更加悠久。在很多文化中很早就形成了导师模式，通过导师来传播如何获得幸福生活的理念。这是苏格拉底、亚里士多德、斯多葛派学者们以及很多其他哲学家们都最为津津乐道的话题，而年轻人在这个方面都会有自己的导师。虽然在当时被这些导师们奉为核心内容的道德元素如今已不再是教练工作的目标，但现在的教练工作和当时的导师一样，仍强调学习、个人成长和发展。以苏格拉底式对话为例——这或许是最古老的"干预"方式——这项对话技术不是直接告诉被教练者是非对错，而是通过提问来引发被教练者自己思考从而得出结论。如今这一古老的技术正越来越多地被应用在教练工作中。

近年来，同样尝试从医疗模式转向关注心理成长的积极心理学成为了教练流派的同盟军。积极心理学被视为一项研究如何让人类机能得到最大发挥的学科（Seligman & Csikszentmihalyi, 2000）。与早先关注病理机制、心理疾病和治疗方案的心理学家不同，积极心理学家更关心如何培养人的优势和长处、如何增加积极情绪、如何提高个人和团体的幸福感。积极心理学对教练流派的巨大影响进而影响到了组织发展和人力资源领域。越来越多的组织开始逐渐改变企业文化。他们不再是每年对员工进行一次评估，而是让员工能经常参与到职业发展项目中，从中他们可以找到自己的特长、成就、抱负和目标，并制订职业发展计划。自上而下的、由直属上司进行打分的考核制度现已被双向"360度反馈"模式取代，每个人都能得到来自其上司和下属的意见及建议。越来越多的组织和团队开始尝试把个人优势与职业角色相匹配，这样人们就可以承担那些能充分发挥其优势的工作。这和往日的诸如"时间和动作"类的提高企业效率的方法相去甚远。"时间和动作"关注于为生产行为设定时间标准及改进工作方式，而被诟病于其忽视了人的个体差异并且使得员工的主动权和控制权被管理者剥夺。这些改变的过程并不平顺且未来还会有更多的挑战。不过，教练工作仍有望为找到个人和组织的平衡、实现二者的共赢做出进一步的重大贡献。

工具和技术

教练以解决方案为导向，采用、改编并创造了一些新的技术和工具（例如：生命轮、价值推导、同步与镜像）。这些干预方法的优点如下：

· 相对简单易学；

· 易于使过程结构化且知道如何使用工具箱；

· 相较于自己内省，一些客户更愿意接受教练对他们进行干预；

· 易于进行效果评估。

然而，有观点认为有些教练，尤其是缺乏经验的教练过度依赖技术，虽然它们可以快速见效但成果常是浅表且无法长久的。有些技术所基于的理论甚至是落伍或遭到质疑的（比如行为的改变会引起情绪和想法的改变），还有一些"技巧"也没有得到恰当使用（比如镜像）。

教练的局限性

教练是一门相对年轻且在不断进化中的学科，毫无疑问，随着时间的推移，眼下的这些不足和挑战都会被克服。尽管如此，有一个问题依然尚无解决方案。佩尔蒂埃（Peltier, 2010）曾写道："高绩效的运动员可以接受教练，但有疾患的、脆弱的或癫狂的人就应去接受心理治疗。"如果事情可以这么简单就好了。事实上，极少有人认可用这么粗暴的方式去区分这两个学科。虽然有很多教练依然愿意相信接受教练的客户和接受心理治疗的来访者之间有很明显的区别。这个信念看起来是没有根据的。考特和考夫曼（Coutu & Kauffman, 2009）在研究的基础上提出："公司可能不会雇佣教练去帮助高管解决他们个人生活中的问题，但是这些个人生活的问题却会在教练过程中呈现出来。"在相似的研究报告中，格兰特（Grant, 2009）写道："悉尼大学的研究发现这些寻求教练服务的人中有25% ～ 50%有着临床意义上显著的焦虑、压力、抑郁状况。"教练领域专家汤森（Townsend-Handscomb, 2013）在英国做的一个研究显示：

> 参与调研的教练中，72.29%的人认为自己现有的和潜在的教练客户中至少有一个有精神上的症状，其中40.36%的教练在两类客户中都曾接触到有精神症状的客户。在那些尝试弄清他们有几个存在精神症状的潜在客户和现有客户的教练中，大多数人都曾在这两类客户中遇到过不止一个存在精神症状的人。

在这里有必要说明的是，接受心理治疗的来访者也不总是有心理问题的，他们可能是在亲密关系、职业发展、个人发展（甚至是灵性/精神）方面出了些问题。总之，来自各方的证据都表明：接受教练的客户和接受心理咨询的来访者并不存在所谓的明显不同（或者说，即便有那也是很难区分的）。在本书的后面我们会继续探讨，为何我们认为两者之间的交叉和重叠越多越好。

我们看到已开始有人对在教练领域里整合一些心理治疗的内容产生了兴趣。德·汉恩（De Hann, 2008）的《关系教练》（*Relational Coaching*）一书和来自牛津布鲁克斯大学的伊莱恩·考克斯和塔蒂亚娜·巴奇罗娃（Elaine Cox & Tatiana Bachirova）的研究便是如此。他们都强调要关注到客户的深层议题，并要建立一个更加整体性的解决策略。可惜的是，他们依然将自己限定在教练专业领域之内，而没有站在一个更宽广的私人顾问的角度来看待这些问题。

小结

正如本章简介中所说，以上论述仅仅选取了目前广泛使用的各类流派中的一小部分。目前还没有哪本书（在一章内）可以对这一领域给出全面而详尽的论述。但是这也无妨，因为有些流派是基于相同的理论发展、变化而来的，而有些则是针对某类客户的专业化方法，所以我们认为这样的选择还是相当有代表性的。以上所述的观点可供整合从业者参考，不过这些观点也有各自的局限。既然看起来没有一种流派或方法可以独立起效，那我们就需要考虑对它们做一些整合。这一点已经为从业者所认可。据最新调查，整合、以人为中心、心理动力学和认知行为这四大流派分别占比21%、19%、12%和12%。可见多数从业者已经开始在工作中进行整合了，那我们就需要检视一下什么是整合、以什么形式整合、它的优点和可能的缺陷有哪些。接下来我们就将讨论到这些问题。

17

第二章

教练与治疗——整合与区分

本章在咨询、心理治疗和教练的背景下，定义并批判性地评估折中主义、整合、分化和融合。我们考虑了这些方法在协调治疗与教练之间关系的优缺点及影响。此外，还探讨了与这些概念相关的伦理、培训、边界和公众认知等问题。争论之处在于，既然私人心理顾问对正在做什么、什么时候做保持着清晰的认识，那么整合和分化不一定是相互排斥的。

很多人可能都会觉得教练和心理治疗有很多重合的地方，比如基本的技术、流程、心理学基础、客户与从业者关系的重要性。但是教练和心理治疗有着不同的历史背景，且从某种意义上来讲这两者的目的不同，所以在过去的几年中关于教练和心理治疗在多大程度上相似或不同的争论不断白热化。对有些人来讲，讨论这两者的相似程度是因为这有利于两者的整合，但对另外一些人而言则是为了进一步明晰两者各自的定义和边界。

在过去的几年中，关于两者的整合与区分的议题多少有些被混为一谈了，似乎赞成教练-治疗整合的立场就等同于视这两个学科在本质上是相同的。虽然有些人仍坚持要基于这样的态度来对教练和心理治疗进行整合，但也有些从业有着不同的观点。他们虽然在实践中将两者进行了整合，却依然认为这是两个截然不同的学科。在接下来的章节中，我们会试着去解析和阐述这两方观点的复杂和微妙之处。

我们可以从这个领域中关于二者的定义的完善程度入手来检视这个问题。毫无疑问，很多人都尝试了对这两个学科进行定义和区分。从目前的文献中可以看出，这些话题很让人感兴趣并且它们也与我们的主题相关（Price, 2009；Maxwell, 2009b）。所以若要区分这两个学科，那第一步就是比较它们的定义。但显而易见的是，这些定义依然存在模棱两可、含混不清和存有异议的情况。费尔特姆（Feltham, 1997）认为这是治疗领域的一个问题："我想要说明的是，很难找到一个定义能够公平地、不模糊地、准确地且超越误解、合理地把咨询活动和其他活动区分开来。"

英国心理咨询与心理治疗协会（BACP）用一段很长的描述来定义治疗：治疗是对来访者的问题、不满或困难进行回应，是一种促进来访者去选择、改变、减少困惑的方法；它强调治疗互动中的隐私及保密性，同时还要强调来访者的自主性（BACP, 2008）。费尔特姆（Feltham, 2011）承认到目前为止还没有形成一个大家一致认可的关于咨询的定义，为此他给出了以下描述：

> 咨询和心理治疗主要（但不完全）是一种基于倾听和谈话的治疗方式，这种治疗方式可以用来确定心理和身心的一些问题，改变深层及长期的痛苦、情

境性困境、危机、个人发展需求，实现发展自我潜能的渴望等。

贝恩（Bayne et al., 2008）建议用"帮助人们去帮助他们自己"来作为定义的基本出发点。

现在来谈一谈教练。尽管关于教练有很多不同定义，它们有各自不同的关注点，但是在关于教练的目标方面它们是有很多共识的。国际教练联盟（ICF,2008）和贾维斯（Jarvis et al., 2006）提到的一些作者都认为，教练是关于促进个人绩效改善和成长的一个过程。另外一个共识是教练是目标导向的（Russel & Dexter, 2008；ICF, 2008；Jarvis, 2006）。此外，拉塞尔和德克斯特（Russel Dexter , 2008）和帕斯洛（Parsloe）（如贾维斯提到的）都强调了引导学习和发展的重要性。理解教练带来的行为改变也很重要（Russel & Dexter, 2008；Kampa 等在2006年引用）。

从以上的定义中我们可以总结出：心理治疗通常被看做是一种帮助来访者去解决问题或议题的活动，而教练被看做是目标导向和关注未来的。一个无可争议的事实是，当人们悲伤时他们会求助于心理咨询，这被看做是心理咨询的定义特征。哈布尔（Hubble et al., 1999）写道："当'来访者'在无法恢复到日常的生活功能时，就会来寻求治疗。"

一些学者通过比较提出：教练更倾向于帮助人的发展和成长。比如比斯瓦斯·迪纳和迪安（Biswas-Diener & Dean , 2007）就认为：教练长期以来都被视为可以为人们生活中的改变提供强大的力量……教练帮助人们利用他们的优势并激励他们发挥潜力。

尽管如此，当我们仔细检视心理咨询流派（我们在稍后会论述）时，便会发现认为教练和治疗的主要差异是前者聚焦于"积极"的看法是有失偏颇的。虽然人们寻求心理咨询的原因会导致咨询工作以关注问题为基础（起码开始是这样），但是很多咨询流派无论在理论还是实操过程中都是"积极"的。比如，罗杰斯（Carl Rogers, 1999）相信治疗主要就是为了让人成长和发挥潜能："我在经验的摸索中逐渐明白，每个人都具备走向成熟的能力和趋势，不过有时候不是很明显。"

私人心理顾问：咨询与教练技术的整合

聚焦解决的疗法关注力量、成就、目标，并且主动阻止聚焦问题的谈话。在描述创始者的工作时康奈尔（O'Connell，1998）说道：他们更多地关注在非问题性的行为、客户能力和个人优势上，他们相信当人们被看好时就会表现得好、当人们被视为有能力时就会展现出能力。

伊根（Egan, 2006）认为有效的帮助是既关注问题管理又关注于发展，即"有效的助人境界是通过客户-助人者的互动，客户可以更好地管理好自己的问题、发现并利用之前未被利用的资源与机会"。

这些企图区分教练与治疗的尝试就像之前持续多年的关于咨询与心理治疗的争论一样，很难达成一个共识。由于不同阵营的从业者多少都会更偏向于同意其中的某一个与自己的实践工作更接近的观点，所以这样的争论总会愈演愈烈。加维（Garvey, 2004）在研究了那些关于教练、咨询、导师的意义的讨论后指出，某些人由于既得利益的驱使而把"帮助"类的术语和语言搞得一团乱麻。他提醒大家这样做只会为这些从业者和客户带来更多的困惑，为评价效果、标准和定价增加难度。他坚持认为更重要的是人们在交流的时候可以清楚地理解术语背后的意义。名称不重要，重要的是我们赋予名称什么样的含义。就像如果我们去买玫瑰，我们应该至少知道是什么类型的玫瑰或者我们要买的可能是蔷薇。

其他一些学者（Bachkirova, 2007；Summerfield, 2002 & 2006；Price, 2009）也都承认这两个学科确实很难区分。巴奇罗娃和考克斯（Bachkirova & Cox，2005）似乎也同意加维关于阵营竞争的观点。他们的文章阐释了教练与咨询之间的这种人为疏远，并且提出教练们有意把教练和咨询区别开是为了增强教练服务的吸引力。这样做可以让教练在"反咨询取向"市场中获益，因为这个市场中的人们既想快速改善绩效，又想尽量避免和病理学扯上关系。从另外一个角度来看，咨询师努力去寻找两者的相似点是为了强调自己在这一领域的主权，他们认为教练是来侵犯自己的领域的。他们认为教练只不过是另外一种名义的咨询，但是教练缺乏伦理、培训和管理体系。这样的争论给那些既是教练又是咨询师并在使用整合方式来帮助别人的人带来了问题。

我们认为，如果给教练和咨询各自下个定义是困难的（正如你在我们对两者的定义的探索中看到的那样），那要想比较和对比这两者就会更加困难。

三种不同的观点

倾向于认为教练和咨询是两个不同的学科

那些认为两者不同的人寻求在它们之间找到一个清晰的界限以描绘和区分这两个学科。比如巴克利（Buckley, 2007）提到客户功能良好还是功能失调是一个重要的区分标准，同时他认为客户心理是否健康通常被视为教练和咨询两者间的主要不同。费尔利和斯托特（Fairley & Stout, 2003: 32）提到了一个从-10到+10的量表，这个量表中-10表示重度的心理障碍，0表示正常，+10表示非常健康。他们认为分值在-10 ～ 0分区间的客户适合心理咨询，而在0 ～ +10分的客户更适合教练。这个论点也被包括格兰特（Grant, 2001）和威廉斯（Williams, 2003）等在内的其他几个学者所认可。然而，这种区分客户的方式更像是从医学模型得出来的。正如巴克利（Buckley, 2007）所讲的，这是西方关于心理健康和心理学的一个主流范式，所以这个范式在教练和心理学领域同样受用也不足为奇。约瑟夫（Joseph, 2006）表示因为咨询心理学和临床心理学都采用了医学模型作为它们的元理论，所以作为它们同系的教练心理学便也在无意之中使用了这个理论基础。不过他很有说服力地论证了用医学模型来谈教练是有缺陷且不恰当的：他认为医学模式强调了专家的地位而让人失去自我力量感。相比之下，他提出了一个有力的观点，那就是以人为中心流派的多元理论思潮与教练心理学更匹配。这与帕尔默和怀布罗（Palmer & Whybrow, 2006）对教练心理学的看法相一致，他们把这个观点表述为教练的价值在于为客户赋能。该说法及其他一些关于教练和咨询边界的描述将在第三章中介绍。

另一个常被提到的支持对两者进行区分的论点是：如果不区分清楚，那从业者们在工作中可能会发生进入未受训领域或不胜任领域的危险（Jinks,

2010）。也有一些人认为：对两者的区分可以使得客户得到更专业化的服务和高质量的干预，而若是对客户两者兼用的话，那效果将会比将两者分开使用时要低一些。马丁（Martin, 2001）声称整合教练与治疗将会使两者的效果都降低，换句话说，这种整合是一种令人困惑的且无助益的大杂烩，无法为客户提供有用的或长期的价值。

这意味着同时从事教练和咨询的人是杂而不精的从业者，也暗指了他们的技能、知识、培训和经验可能都不足。很有意思的是，提出这个观点的恰恰是那些兼具教练和治疗师双重身份的人，而且他们也分别在这两个领域提供服务（Jinks,2010）。不过对客户进行区分并不能使他们在两个领域中的工作技能和熟练度得以提高。虽然治疗与教练不完全相同，但考虑到两者之间一定程度的重叠，我们认为有时即便在单次会谈中也可以熟练地同时运用这两者。然而并不是说，只要你是好的治疗师和教练那你就能做到这一点，你还得知道如何从来访者利益出发把这两者很好地结合起来。

倾向于认为教练和治疗是相同的

另一个极端是强调教练和治疗的相似性，并认为两者在理论和实践的本质上都是一样的。这些从业者在做教练或做治疗时完全是一样的套路，因为不管名称如何，他们和客户工作的方式实质上都是相同的。比如，焦点解决的从业者经常说对他们而言两者没有区别。在对最近的一个焦点解决的培训的回顾中，雅各布斯（Jacobs, 2012）注意到三个培训讲师都明确表示从他们的角度看教练和治疗是一样的。同样地，约瑟夫（Joseph, 2006）称以人为中心的教练心理学的过程和以人为中心的咨询心理学的过程是一样的。他认为这些名字是可以换用的，因为这些从业者的工作重点都是为了促进客户达到最佳状态（无论他们在心理健康频谱的哪个位置上）。他承认在实操过程中两者之间可能会有区别，因为客户给咨询师和给教练提供的素材、议题是不同的。不过从以人为中心的角度看，这两个学科其实都是内在整合的，而实际上唯一能定义或区分两者的依据是客户求助的情境和内容。这种更加整体性的工作方式可以避免从业者在教练和治疗之间游移不定。

23

倾向于关注"灰色地带"

在以身兼教练和咨询师两种角色的人为代表的一些人中逐渐流行起来这样一个观点,该观点认为教练和治疗既不完全不同,也不完全相同。这一阵营更关注于两者之间重叠的灰色地带。尽管很多人努力去区分教练和咨询,但大家都同意这两者之间是有灰色地带的。比如哈特(Hart, 2001)发现这两者的重叠区域很大,尤其是对那些之前做过治疗师的教练或者同时从事这两项工作的人而言(当然这是意料之中的)。萨默菲尔德(Summerfield, 2002 & 2006)把两者之间的界限比作"走钢丝",尤其关注教练在进行教练/咨询混合时会遇到的挑战。萨默菲尔德(Summerfield, 2002)对在这一领域工作及对这两者进行区分时会遇到的困难进行探索后总结道:一个教练可能会在单次会谈中不停地在教练和咨询两者间切换。

普赖斯(Price)于2009年展开了一项研究,旨在更好地理解教练在实践中所觉察到的两者的边界。在这项研究的样本中,参加过治疗或心理培训的教练占50%,另50%的教练没有参加过此类培训。他发现尽管有些教练表示他们可以区别教练与咨询,但是在实践中他们所做的工作却可能具有治疗特征。这明显说明虽然很容易找到这两者间的不同,但是在实践中就很难把它们分得这么清楚了。

有些方法或框架可能对这两者间的重叠部分更适用。伊根的高明助人者模型是一个更通用的模型,它为教练、咨询师甚至其他从事助人的专业人士提供了一个可用的框架。伊根的《高明的助人者》(*The Skilled Helper*)(Egan, 2013)这本书已经修订到了第十版,但他很可能是刻意没有去讨论咨询和教练的差异,他通常把从业者(无论哪个流派)都称为"助人者"。伊根似乎更关心助人过程的共性而不是探索不同"名义"的助人的特异性(Egan 2010)。但是,伊根也承认助人的情境很广泛,有一些相较于另一些更正规。

此外,德·汉恩强调了教练中客户和教练之间关系的重要性,这无疑让人想到了心理咨询(De Hann, 2008)。他提出关系是教练成功的关键因素,这与咨询及心理治疗研究中的发现相一致。而事实上德·汉恩其实就是从咨询和心理治疗的研究及元分析中推出什么是教练成功的关键因素的,因为他认为教练与治疗有一定的历史渊源（如前所述）。当然，这种认为治疗中起效的因素也可以被迁移到教练领域的观点是有待商榷的。我们需要用一些针对教练工作起效因素的研究或分析来清楚地确证这一点才行。

尽管如此，他还是提出了看似合理的解释来支持自己的观点，至少眼下，我们需要考虑到这些结论可能会对在重叠领域工作的实务工作带来一些影响。其中有这样一个结论对我们是有益的：任何时候都要严格按照客户觉得合理的方式来处理他们认为重要的事，这样能为实践带来积极的作用。但是对教练与治疗的边界的恪守可能会影响到客户和从业者自由地执行这一原则。所以赞成区分两者的阵营所提出的，将教练和治疗分开是为客户的利益着想的观点便遭到了质疑。因为这个看似保障客户福祉的做法，实际上很可能使得客户无法获得自己所需要的、更充分的服务，进而损害他们的利益。

面对三种观点，我们在现实中应该怎么做

在我们看来，教练–治疗从业者赞成这三个立场中的哪一个并不是非常重要的，真正重要的是去反思每个观点的精妙之处，并采择其中最能引起自己共鸣的那一个。由于服务中的关系质量已经被证明是产生正向结果的关键因素（Hubble et al., 1999），所以我们认为从业者的真实性也很重要，因为它对关系的程度有决定性影响。故此，服务中的角色定位是否让从业者感到舒适并符合他的价值观，这一点才是至关重要的。

我们在这一点上最想表达的意思是，区别和整合其实并不是互相排斥、非此即彼的。无论从业者认为教练与治疗有广义上的相同性还是本质上的差异性，我们都可以通过成熟妥当的方式并使用引导性或普适性的工作框架，对两者进行安全、有效地整合。这就是私人顾问想努力去实现的：在承认灰色地带和学科差异存在的基础上进行的一种整合。

整合教练和心理治疗时，应该怎么做

一些从业者对教练–治疗整合持保守态度，是因为他们觉得整合的结果可

能会是个"令人困惑的……大杂烩"（Martin, 2001），并（或）让治疗和教练的干预效果都变差。为了强力辩驳这一看法，我们将会探索使用不同的方式来实现整合。然而，有一点很重要，那就是我们要先考虑一下什么是不能做的、怎么样的整合是不能做的。

我们并不提倡用临时"挑选并组合"的方式来进行整合，也不赞成仅仅靠从业者的直觉来进行整合。我们强烈主张整合应该是有意识的、有目的的、经过深思熟虑的、基于客户反馈的，只有这样整合的方向或所提供的干预才可能符合客户的最大利益。这也就意味着需要客户参与到讨论中并协同工作，这样他们就可以了解流程并知道自己可以选择关注什么、什么可能是有用的及什么可能是无用的。尽管我们承认从业者的直觉有时是有用的，但是我们要谨慎使用直觉这个词，因为它有些模糊。从业者的直觉几乎都来自于客户现在或过去的一些语言或非语言的线索集合，它很难被描述清楚并且也不总是对的。所以我们认为当确定干预方向时，需要尽量清晰我们是基于什么证据做出了这个选择。这样做可以防止我们进行一些无目的的、让客户困惑不解并失去动力的工作。

整合和折中主义

很有必要说明的是，整合和折中这两个术语并没有绝对的意义，不同的学者和从业者会以不同的方式来使用这两个词。宽泛地说，折中派的咨询师会从很多观点、概念、流派和技术中去进行选择以满足客户当下的需求。整合派的从业者则会通过整合两个或更多的理论或观点、或通过使用可加入很多流派和技术应用的已成型框架，来建立一个连贯的整体（Bayne et al., 2008）。

常年来，人们为治疗中应该使用单一的流派还是整合的、抑或折中的这一话题争论不休。赞成使用单一流派的人的主流观点之一是不同的理论和认知基础会让事情变得混乱或失真（McLeod, 1998）。然而那些表明治疗中的通用起效因子（如治疗关系）的证据却支持了整合和折中主义流派的实践方式（Bayne et al., 2008）。

整合主义和折中主义都会结合不同的理念、流派和（或）技术来创造出更好的或独特的方式。从业者们坚持这样的做法是因为他们相信没有哪个单一的理论或流派可以满足所有客户的需求（McLeod, 1998）。

折中主义

尽管折中主义在20世纪70年代很流行，但后来它被整合主义的潮流所取代了。这可能是因为整合流派显得更加精确和稳定。不过若把折中主义归做"挑选并组合"流派，这就把折中主义理解得过于简单化了。"技术性折中"疗法，比如拉扎勒斯（Lazarus）的多模式模型，是从很多心理学理论、系统，以及实证研究发现中得来的（Palmer, 2012）。这个例子很好地说明了折中主义也同样可以具有系统性、精确性、通用性及灵活性。

近几年，折中主义似乎又开始流行起来，尤其是在教练领域（Palmer, 2011）。而格兰特（Grant, 2011a）甚至把教练说成是"本质上就是折中主义的实践"，在这样的实践中，教练根据客户的特定需求来使用不同的工具及技术。他指出这不是说教练工作是否应该是折中主义的，而是说教练工作的方式本来就是折中主义的。我们和格兰特同样担心"非系统性的折中主义"或把各种方法进行模棱两可的混合可能会导致混乱。不过也有观点认为，考虑到技术性折中主义的灵活性和精确性，它可以被用于教练和治疗的整合工作中；同时，诸如多模式模型一类的模型也可以被有效应用于教练、治疗以及两者结合的实践工作中。

整合

我们要注意在一对一实践中所使用的整合概念，因为整合有导致混乱的可能性。霍顿（Horton, 2012）提出了一个有效的方式来打破这种混乱，他把整合分为"封闭系统"（fixed system）和"开放系统"（open system）。

他把封闭系统描述为以预设好的、明确的方式把一些模型和流派中明确、特定的部分进行结合。而开放系统使用的是普适性的框架或能提供内部一致性的跨理论观点，而且还能提供一个框架或路径来吸纳不同理论、疗法、技

27

术和工具。所以封闭系统式的整合是把两个或多个疗法放在一起生成一个新的疗法。霍顿（Horton, 2012）提到了认知分析疗法（cognitive analytic therapy, CAT）的例子，这一疗法系统性地结合了认知和分析这两个模型中的特定部分。而伊根（Egan, 2006）的高明助人者模型则是一个开放系统式整合的例子，从业者可以在伊根提供的普适性框架和路径下自主选择及整合其他的理念和疗法。

　　具体到教练和治疗的整合这件事上，我们还有另一种选择，那就是运用"单一理论框架"。这一框架可作为这两类实践的共同基础而通用于这两个领域。在这个观点下，对教练和治疗的差异化的问题也存在一些不同的看法。比如之前提到的焦点解决的从业者就会认为，在实践中教练和治疗根本没有区别；约瑟夫（Joseph, 2006）提出从以人为中心的观点来看，所有的差异都是由情境或客户的议题引起的。而一些存在主义学家虽然可能觉得教练和治疗是有差异的，但在实践中却会使用同一个理论模型。

开放系统式整合

　　我们提倡一种开放式系统的方式来做教练和治疗的整合，因为整合和差异化在这样一个方式中无需水火不容。换句话说，我们认为无论教练和治疗这两者是否是相同的、相似的或完全不同的，都可以对它们进行有效整合。开放系统式整合是一种实用主义的、容纳性的整合方式，因为其实没有哪一方总是对的，并且人们的看法也总是很主观地基于很多难以预料的变量得出的。从业者需要一个框架或线路图来帮助自己找到方向和关注点，并在过程中起到引导作用。尤其是，它促使我们理解某个时刻正发生着什么以及过程是如何展开的。当从业者对工作的整体目的、目标和关注点都很了解时，就可以灵活自由地对客户及他们的需求做出回应。我们觉得在复杂和混乱的情境下使用这个方法会很有效。因为普适性框架可以给从业者自信，使他们能在这样的情境下采取及时必要的行动。开放系统的方式可以积极灵活地应对变化，可以让从业者把一些新的发现和想法吸收进来。它允许甚至鼓励从业者不仅仅要利用新的研究和文献的成果来确证和强化他们的实践工作，更可以通过自己的工作为研究提供例证。按照考克斯（Cox, 2011）的说法，让所有人都成为研究者可以帮助我

私人心理顾问：咨询与教练技术的整合

28

们去克服理论范式的主导。这样一个实用主义的、反思性的方法不仅对从业者和客户有利，对这个领域本身也是有利的。

私人顾问如何看待整合和折中

私人顾问是一个开放系统整合的范例，它提供了一个框架，在这个框架下从业者可以引入类似教练的工作，也可以引入与咨询及治疗相关的活动。因此，它没有在教练与治疗的差异化及定义问题上纠缠，并接纳人们会有各自不同的看法和观点。

这一框架更关注的是这样一些问题：是表层的还是深层的，是在一起还是一起做些什么，是被动应对的还是积极主动的。同时它也阐述了助人工作的阶段和维度，这些可以有效帮助从业者掌握好进度的方向。私人顾问更多的是关注在一次会谈中发生了什么及过程的整体走向，而不会为这些所谓的不同名称所纠结。

第三章

为什么要有私人顾问

本章为一个整合模式（如私人心理顾问）的必要性提供证据和发展论点。它从一个简单的前提出发，即尽管我们可以区分咨询与教练活动，但我们永远不可能划分客户！无论问题是什么，很少有客户希望或能够将他们的注意力集中在只能恢复精力或只具有前瞻性的工作上。有人认为，私人心理顾问是专门为满足客户的所有需求而设计的，因此更有可能提供平衡、全面和完整的服务。此外，这一章还讨论了一些研究结果，这些研究表明，许多咨询师已经以一种整合的方式工作，但没有一个连贯的模型，而且有可能不被专业机构或临床监督人员发现。该模式的优点在于它将为咨询师和客户双方带来一些清晰的认识。

约翰

　　约翰是一家大型地产代理总公司的经理，他经常吸食可卡因。他最近结了婚并有了个女儿。在婚前，他和妻子曾一起吸食可卡因，他称之为"为性生活加点料"。他的妻子在怀孕后便停止吸食了，而约翰却仍在吸食，所以他的妻子让约翰去寻求帮助以戒除药瘾。约翰也担心自己的同事知道他的成瘾行为。他之前接受过职场高管教练，这让他想到可以去找一个生活教练来帮他改变成瘾行为（他不敢在职场中讨论成瘾问题）。生活教练的工作卓有成效，约翰很喜欢他切实落地的教练方式。他们已经一起工作了十次了，并且约翰在第四次教练之后就戒了可卡因——大约戒了三个月。可在教练接近尾声的一个月里，他又复吸了。他声称自己无法处理工作和生活的压力，但又不好意思再去找他的教练。当私人顾问问及他的过去时，约翰谈到了他在廉租房里的成长经历和曾因轻罪入狱的父亲。约翰说："我小时候是生活在咆哮声中的，但总的看来（咯咯笑），我觉得自己的童年虽然艰辛但还凑合。很多事我已经不太记得了。"他十二岁开始接触软性毒品，但也努力完成了大学学业，并骄傲地成为了"家里第一个中产阶级成员"。当被问及是否和他的教练谈过他的父母和过去经历时，他回答道："没有，我为什么要谈这些呢？"

梅丽莎

　　梅丽莎因常年饮酒而来寻求私人顾问的帮助。她称自己喝得越来越多。她每天早上上班前会喝一杯，以让自己"熬过这一天"。接着她中午会喝点红酒，之后便迫不及待等到回家后来点"适度放松"——里面有杜松子酒和至少一瓶红酒。周末时，她和朋友会去外面喝酒喝到忘记回家（如果她回家的话）。梅丽莎多年来除了一夜情再没有别的亲密关系，她对自己目前的生活也不太满意。经过一年多的咨询，她已经减少了饮酒量（"我不能再继续蠢下去了"），但每天依然要喝一些，这开始让她的工作和健康产生了变化。

　　私人顾问：你对咨询感受如何？

　　梅丽莎：很棒，不过很辛苦。我以前很痛苦，很多事要梳理。那时我心里一团糟，没有个头绪。不过现在我觉得我和自己更整合统一了。

私人顾问：那么，你依然要饮酒是什么原因呢？

梅丽莎：我不知道……也许是个习惯吧。

在第一章中我们概述了一对一对话实践中的一些流派，这些只是从大量流派中采择出的很小一部分（但可以说是具有代表性的）。正如前所述，据估计目前已有四百多种流派，那我们是不是就不再需要别的了呢。本章就从以下两点来回答这个问题。

· 一对一实践领域正在发展中，尚有发展的空间与完善的需求。

· 建立更多的新流派可能确实没有必要（虽然他们可能会不断涌现出来）。然而，如果有一个框架或模型能帮助从业者们弄清这些林林总总的观点、方法和技术，让他们能从中找出最好的来融入自己的实践中，那他们一定会获益颇多。

现有流派的局限性

对各流派的局限性做出概括总结确实是件苦差，但若是仔细推敲还是能得出一些结论的。首先，这些流派的名称对于那些没什么咨询经验的来访者来说确实有些令人费解。比如，初次咨询的来访者很难理解为什么咨询师不能给来访者忠告和建议（参见英国官方毕业生就业网：Taylor, 2007）。因为从心理治疗这个术语来看，它意味着这个"病人"是有问题的、是需要治疗干预的，所以心理治疗师的工作应该和内科医生类似。这一情况让很多潜在来访者流失了，也阻碍了心理治疗师所做的工作。对于教练这个术语，人们会把它和体育教练联系在一起，而后者是具有强指导性的——生活教练或工作教练都需避免这一点。

当然，它们的局限性不仅仅在于名称。虽然有越来越多的证据表明一对一对话实践的有效性，但来访者和从业者都觉得其过程不太完整。例如咨询师和一些治疗师（尤其是来自来访者中心和存在主义流派的）通常扮演的是一个回应者的角色。这样做当然是有好处的，比如让来访者认为自己才是最好的"专家"可以增强他们的自我责任感、更好地为自己负责，这进而会带来长期的改变（而不仅仅是在有从业者陪伴时才能得到短时修复）。然而，单有这样的态度并不能解决所有问题。实际上从业者的这种看似"被动"的行为困扰了很多来访者，传闻来访者脱落或者更换咨询师的原因就是认为"他们什么都没干"。这并不是说从外在看起来没什么作用的"积极倾听"技术不重要，只是对于一些来访者而言，仅仅倾听是不够的。不过，我们也要看到有这样的想法的并不仅仅是来访者。早前就有人提出（Egan, 1994，比如承认罗杰斯提出的改变的条件是必要的，但有时是不充分的）一对一的从业者能够也需要在咨询中比这做得更多，而这一点也已经在很多持不同观点的流派实践中得到了证实。

认知行为治疗、NLP治疗及教练等工作更积极主动一些，不过有人声称这会导致对深层问题的忽视。小说《谁动了我的黑莓》（*Who Moved My Black berry?*）（Kellaway, 2005）诙谐地描述了对肤浅的教练工作的看法。书中的教练试图运用常用的教练技巧来帮助客户达成自己的目标，但他所做的不过是强化了客户错误的自我意象和对自身情境的错误认知。这部虚构作品当然不是基于什么实证研究而写的，对其所述的情况我们也要有所保留地看待。但是在现实中，如若教练没有帮助客户去检视他心中的观念、价值观和心理冲突的话，那小说中的情况倒不是完全没可能出现。

作为这一领域的新成员，教练总是容易成为攻击的对象。经常有人评论教练：简短的未规范化的教练课程培训出的是一群依赖技巧和工具的新手。这些技巧和工具可能不利于真实的交流，甚至有些技巧可能和心理研究的成果相冲突。比如一些生活教练的训练中，会强调要让客户为其所将采取的行动作出明确的承诺——以签承诺书的方式或通过附加外部奖励的方式。这样做虽然在短期内或在与其他支持策略联合使用时有效，但研究表明，从长期来看，对外部动机的依赖会降低个体的能动性和内部动机（Ryan & Deci, 2000）。

虽然此类评论指出了一些重要问题，但事情也不是一成不变的，毕竟教练行业也在不断发展。随着新监管机构的成立，教练培训项目的完善度和质量也在逐步提高，所以这些评论可能很快就不再适合了。不过无论怎么发展，教练的本质不会改变，教练与咨询还是有差异的。简言之，教练感兴趣的是表现和行为的改变，而不是内部的冲突；教练关注的是设定并获得新的情绪、认知或行为模式，而不是探索旧有模式（该点详见第二章）。如果没有处理某种行为背后的深层原因，那该行为的改变通常不会持久，而这一点很多教练早已意识到了（e.g. Jenny Rogers, 2008）。换句话说，脱离了对人的关注而孤立地进行某项改变，其结果将是不可持续的。这好比重建房屋却不检查其地基情况一样，是相当不明智的。

很多个人及组织都为建立教练行业（尤其是教练心理学领域）内的伦理和职业准则做出了杰出的贡献，这些成果不应由于教练的局限性而受到质疑（Palmer & Whybrow, 2006）。我们也不应该由于以上的一些评论而低估了这些主动性实践，因为它们为个人成长和功能良好的个人的进步提供了一个更聚焦的途径和"脚手架"。再次声明，就像我们先前讨论那些更偏重于应对性的流派时一样，我们在这里是要强调教练流派可能也存在一些不完善之处。仅仅关注于行动和迅速产生可测量的结果，而不检视深层问题、冲突以及客户目标的正确性，抑或忽视改变的动力性过程，这会使得多数客户都无法从中受益。

为什么要整合

从本章开始所展示的两个私人顾问的会谈的例子中我们可以看到，客户常常既需要处理内心冲突，也需要处理外显行为问题。虽然这点是毋庸置疑的，但我们通常会听到这样的反馈（尤其是来自教练）："如果教练认为自己无法胜任其客户所需处理的问题，那他就应该将客户转介给心理咨询师或治疗师。"

不过这种应对不太尽如人意。在对此进行说明之前，我们先来看一个例子：一个客户找到一个教练来提高自己的自我管理技能（他做事常常超出最后期限、书桌总是弄得一团乱、经常觉得时间不经意就溜走了）。这个问题的确是教练可以解决的，所以一开始的一两次会谈进展顺利。可之后客户不经意间发现了自己的一些深层议题——他对目前所做工作感到深深的不满、他踏上这条职业道路是为了向自己的父亲证明些什么、他觉得现在要做改变已经太迟了——他开始哭泣。教练觉得目前的状况已经超出了自己的能力范围，于是他建议客户去约见心理咨询师。于客户而言，在这样紧急敏感的关头，教练的这个举动多少有点让人感到不近人情。要知道客户可能要花上好几周才能见到咨询师，可是他现在就正在哭泣呢！如果不立即处理当下的状况，那几乎可以说是没有职业道德。更何况企图回避深层议题而单独解决自我管理技能问题是徒劳的、甚至可能是有害的：在这个案例中，提高效率和时间管理反而会强化客户的内心冲突。

另一个潜在的问题比较务实，那就是实际上找到客户不是件容易的事儿，对新手来说尤其如此。所以不难推测到有些教练即便觉得自己力所不能及，也不想把自己的客户（及收入来源）转给别人。他们可能会在没有接受培训的情况下试图去处理客户的这些问题，或者他们会忽视这个问题并期待事情可以很快回转到自己所熟悉的领域——这样他们就可以留下客户了。更糟的是，当客户觉察到教练不回应自己的深层议题时，他们可能会如教练所期待的那样回到表面问题上来。他们甚至可能会向教练抱歉自己的哭泣，然后掩盖自己的深层的冲突和议题，或把它们埋藏得更深。人们已经意识到了客户的内心冲突和外显行为问题都需要得到解决。萨默菲尔德（Summerfield, 2002）就提出"一个优秀的教练在单次会谈中可能要持续在教练和咨询两个角色中不停切换"。

问题在于有多少执业教练拥有足够的受训背景、专业能力和经历来完成这样的切换，从而让客户从中受益呢？诚然，教练心理学在某种程度上正是在朝着以上所关注的方向发展着，但这个观点带来了一个意料之外的结果，那就是出现了很多不同流派的教练（例如：认知教练、存在主义教练、来访者中心教练等），它们是基于现有心理学流派建立起来的。我们可以把这视为某种形式的理论整合（例如，来访者中心教练和来访者中心心理咨询毕竟有着相同的理论基础）。实际上，正如很多从业者欣然承认的那样，心理咨询师和治疗师想要进入教练领域不过是一张执照的问题。换句话说，他们一直都在做着这些事，不过名称不太一样而已。即便如此，这种整合也是远远不够的。一个从业者即便在自己的工作方式中融合了教练的元素，他依然会遗漏其他一些流派/方法能带来的益处。

这并不是说我们要把所有流派糅合在一起。虽然我们承认所有的一对一实践都有很多共同点、多少有些相似的技术且所涉及的领域有所重叠，但是我们也要认识到并承认它们还是有不容忽视的本质区别的。可我们要怎么划分它们的界限呢？在区分界限的问题上，大家已经有了很多尝试，尤其是咨询和治疗的边界、咨询和教练的边界（Kampa-Kokesch & Anderson, 2001）。我们一起来看看这些划分标准和它们的有效性。

·时间维度的观点：心理咨询和治疗是解决过往的议题，而教练处理的是现在和未来的问题。可能有些咨询师和治疗师对此持不同观点，比如焦点解决治疗和认知行为治疗更多处理的是未来；格式塔治疗和存在主义治疗的关注点是现在。如果一个教练听到客户谈及过往经历，那他也不可能说："抱歉，我不管过去发生了什么。"

·规定客户类型的观点：工作对象是没有心理健康问题的人vs.工作对象是有心理健康问题的人。这个饱受争议的观点可能更适用于区分精神科医生和咨询师的工作，以及治疗师和教练的工作。虽然我们知道这个差异更多指的是神经症性的而不是精神病性的，但也必须承认这是一种带有灰色地带的模糊分类。实际上并没有一个让人满意且可靠的标准能够界定什么样的人是正常的、什么样的人是有心理疾病的。举个例子，一个青少年在学校里遇到了问题：他落后于人且难以激发自己前进。那这是属于咨询师还是教练的工作呢？这是常见的青少年自我管理技能问题还是精神分裂的早期症状呢？我们需要多久能做出这一评估呢？如果我们随后发现之前的评估是错误的，那我们是否可以因工作内容的界限而放弃这个客户呢，这是否符合伦理呢？

·治疗是一种矫正性的工作：这项工作常被用于与教练中的提高绩效的工作相比较（Carroll, 2003）。同样，我们很难去判断这两项工作的分界在哪里。对某个人而言是矫正性的，很可能对另一个人而言就是改善或提高性的，这取决于如何设定区分它们的标准。在之前提到的那个例子中，我们去帮助一个人解决自我管理的问题，这是矫正性的还是提高性的呢？此外，即便我们能够把这两者区分开，是否就意味着一个长期从事发展性工作的咨询师就该为其没有遵守"矫正性"的原则而受到指责呢？

36

·聚焦问题 vs. 焦点解决：这种区分也同样令人困惑。毕竟每个客户和从业者都是朝着解决问题的方向而努力的，或者说他们相信是可以获得解决方案的。没有人是以问题本身为终点的。有人会说有些治疗师相信如果要找到解决方案必须要处理问题本身，而教练认为根本没有必要围着问题打转，我们可以直接奔向解决方案。情况也许如此，不过这两个观点早在教练出现时就已经存在了。比如传统上认为精神分析和认知行为疗法的区别就在于此。所以说，如果以此为区分的话，这条分界线区分的可就不是治疗和教练了。

这也许就是区分咨询和教练的难点所在——这条分界线可能本就不是这两者之间的。教练和某些咨询流派的相同之处甚至比某些咨询流派间的相同之处还要多。我们不能从实证或理性的角度去思考为什么很多人还没有认识到这一点并且仍有人试图去把这两个行业分隔开。真正的原因是这两项实践的名称（或标签）不同，而它们各自的既得利益者需要用这些名称来捍卫自己的领域及利益，所以对这些人而言实践的形式（和名称）比实际内容（实践本身）更重要。

因此我们认为，比起把关注点放在这些职业的差异上，更有意义的应该是从整体的角度去观察一对一实践内部的差别。举例来说，这些差别可能是我们更强调和来访者在一起还是和来访者一起做些什么，也可能是我们更关注内心冲突还是外部问题及新模式的形成。我们将在第五章中就这些差别做进一步阐释。现在我们可以说，若能放下与流派（及其分支）有关的那些思想包袱，把它们的优势进行结合，那对从业者或客户来说都是有益的。私人顾问就是这样的一次尝试，通过建立一个新的整合方式与客户进行工作。私人顾问的定义及其目的将是我们下一章的主要内容。

再继续探讨之前，还有一个问题需要解决："是否已经存在某种框架或模型可用于这样的整合工作了呢？"据我们所知，没有几个模型既具理论基础又有与之匹配的实操方法。第一章中提到的伊根的高明的助人者模型可能算是个例外。这两个模型确实具有相同的基础，但是私人顾问的出发点与伊根模型有所不同（这点我们稍后讨论），前者似乎更有利于建立一个平衡的模型。

37

正如我们从本章一开始的约翰和梅丽莎的例子中所看到的那样，很多客户都是想要并需要同时满足这两者的：一是探索内心深处并找到问题的根源；二是在行为上有可见的变化。以成瘾为例，就有两个相关却又各自独立的议题：过度饮酒的原因（这可能尘封在过往经历之中）及饮酒习惯的形成。不同的议题可能需要不同的流派/方法来处理：人本或心理动力取向治疗适合处理第一个议题，而认知行为或教练对于处理第二个议题更为有效。无论如何，我们都认为如果想要尽最大可能帮助客户达成其目标，那这两个议题都需要我们帮助他们去处理。当然除了成瘾外，客户带来的几乎所有议题都应如此对待，比如关系问题、动机与自我管理问题、情绪情感障碍（例如抑郁和焦虑）及恐惧症等。

私人心理顾问：咨询与教练技术的整合

第四章

什么是私人顾问

在此，私人心理顾问（或私人顾问）是从其他方法和模式中定义和划分的。本章还说明了私人心理顾问如何为结合两种规则的元素的一对一谈话实践提供一个一致性框架；它如何使咨询师将治疗中提供的深度视角与教练技术中更实际且更有建设性的改变机会结合起来；以及它如何为管理边界提供指导。此外，本章还阐述了"私人心理顾问"一词为何比目前使用的其他术语更合适。

接下来的节选内容不是来自我们的实践（像在其他例子中一样），而是来自于凯拉韦（Kellaway, 2005）的一本小说《谁动了我的黑莓》。这本小说对一些事进行了讽刺挖苦，教练行业也在其中，但是同时它也提到了一些关于我们的职业及其目标的严肃问题（即我们是否总需要让来访者感觉更好、无论他们的目标是什么都需要帮他们去实现？）。我们会在本章探讨这些问题。

来自：马丁（Martin Lukes）

写给：潘朵拉教练（Pandora@Coachwor X）

你好，潘朵拉。

你问过我钱会带给我什么我还没有的东西。很简单，我想要一辆阿斯顿马丁DB9跑车，我也想升级一下我的房产，比如在亚特兰大有一栋大房子，屋里有来自于英国伦敦、安提瓜及美国阿斯本、科罗拉多的垫子。我不会花钱如流水——我没想过要一架私人飞机。但是我想要收藏些艺术品，或者有和金钱意味相同的高档物品。

祝好。

马丁

来自：潘朵拉教练（Pandora@Coachwor X）

写给：马丁（Martin Lukes）

马丁——

我有一丝丝小失望，因为你完全没有搞懂这个练习的目的，我想问你的是你觉得钱会给你带来什么感受？幸福、安全还是自由？

再想想：你为什么需要更多的钱呢？

马丁的理由是：因为你值得拥有这些！

如果你不相信这些，那么请你扔掉你所有的梦想。钱是什么？钱象征着他

私人心理顾问：咨询与教练技术的整合

人对你的信心。如果你想要更多的钱，你就必须对自己有超强的自信，这样别人也才会特别信任你。

加油！

潘朵拉

定义

概括来讲，私人顾问为不同类型的"一对一"（或"对话帮助"）实践提供了通用性的框架，使它们得以被整合。"顾问"这个术语的定义是为了讨论某事及如何行动而进行的会谈——在我们看来，它比其他术语（比如咨询、教练或治疗）能更好地描述一对一的谈话活动。"私人"意指关注于个人及个人事物上，当然也包括社会和职业问题。

私人顾问是一种怎样的整合

从实践中得出的理论

从传统意义来说，私人顾问被归类于一种"技术的（或开放的、实践的）整合"而不是理论的整合。理论意义上的整合是尝试整合两种或更多流派的理论假设，然后发展出来一种相应的新的实践方法。之所以这样做的原因是有人认为一个没有理论基础的实践方法是不牢靠的。一种理论通常包含若干元素，比如人性观（或对人的认识）、心理障碍和健康的概念化、选择标准等。因此，我们可以看出这样的理论是以理解客户为基础的理论（见第二章）。

而私人顾问并不遵循这样的套路。人类可以说是宇宙中最复杂的存在，而任何以对人进行概念化为开始的疗法似乎都有些还原主义、简化主义的味道。这绝不是说理解人性是无用的。它很有价值，并且很庆幸的是我们已经有了一整套的学科体系去研究它，从生物学和神经科学到哲学。不过我们相信，没有哪一种理论可以囊括我们在实践中所体验到的人性的复杂。而且就像我们在第

41

一章中提到的那样，很多理论都很大程度上受到其创始人的观点及其被创立时的社会环境的影响，所以它们容易带有各自的意识形态的偏见，从而使整合变得很难。

这并不意味着私人顾问模型是非理论性的，而是说该模型的理论是基于实践的理论，而并非有关人的理论。换句话说，这一理论是关于实践中的互动过程的，而不是用来解读客户的。这种与其他理论背道而驰的做法使我们需要去考虑一些可能存在的反对声音。有一种反对观点会认为，如果我们不清楚会谈对客户来说意味着什么，会谈就没办法开展。然而这种观点的假设是有待商榷的。事实上我们相信这类"知识"常常会为会谈带来阻碍而不是帮助。当我们试图把我们自己的理论和分类往客户身上套时，我们会不可避免地得到一些带有偏见的狭隘结论。相反，私人顾问模型是从现象学的角度去看待客户，避免了对客户做诊断或解读，并尝试把客户作为一个整体去对待。我们发现与某个理论相比，个人的体验及与他人互动的经历体验（我们都有且都在这样做），是一种更好的理解他人的素材。我们并不否认在与客户工作的过程中，有些理论有时是有帮助的，但它们必须限定在一定的背景之内。大多数流派是从它们对人性的理解中得出实践的方法，而私人顾问理论则是从实践本身中得来并形成的。所以说，私人顾问不是非理论的，而是说它的理论是"基于实践"的，而非"基于人"的。我们将在第五章中进一步探讨这个理论。

有区别的整合

私人顾问和其他那些遵循理论整合之路的流派相比还存在一点不同。大多数整合流派都多少有些混合的味道，就像是多种酒混在一起就成了鸡尾酒。私人顾问的整合方式和它们不一样，被整合的每个成分都可以保持独立并在顾问过程的不同时间在客户身上进行应用。其实，有时候在实践中一种流派／方法就足够了，并不需要进行什么整合。打个比方，这就好比喝龙舌兰酒：先蘸盐，然后喝酒，最后来些青柠。所以私人顾问不是咨询和教练的融合：它们之间依然是有界限的（虽然如前章所述，这个界限可能没画对位置）。

开放的模式

正如我们在第二章中阐述的，很多理论整合模型都是封闭式的——也就是说它们自我限制了其模型可以吸纳的内容。在这一点上，它们有点类似纯粹主义的立场，认为即便混杂了不同的元素，但仍然要忠于自己的纯粹性。私人顾问与这些模型不同，它是开放性的，这意味着一些新的流派或干预方式都可以纳入到它的框架中来。这并不是说私人顾问是折中性的：虽然它和折中主义都认同整合的对象必须具有实用价值，但是私人顾问通过加入其他一些需要澄清的准则来节制了这种实用主义的态度。

非线性和多样性

客户－顾问的关系被认为是一个非线性的系统。这意味着任何被引入的新元素都会对整体产生影响，并且导致现有元素的重新排列组合。比如，如果一个顾问使用一个新的技术，这不但会对客户有整体影响，而且会影响客户和顾问之间的关系动力。为了让新的事物得以被融合，系统内的每个事物多少都需要调整一下。之所以会这样，是因为这种互动是有时间－空间限制的。比如，由于单次会谈的时间通常是限定的，所以若要引入一些新的干预措施，那其他的可选措施就得排除在这次会谈之外。所以不仅仅是过去和现在，甚至是未来的会谈动力都会受到微妙和复杂的影响。私人顾问模型努力践行着这种非线性模式，因此它并不仅仅是各种干预手段的工具箱。每一个从业者都应该负责且认真地思考：他们想引入的新元素在何时、何地被放进来较为恰当；这样做会对其他事造成什么影响。这意味着，即便私人顾问的核心是相同的，实践工作多少也会有些因人而异。也可以说，有多少从业者就有多少种实践。我们乐意看到在私人顾问框架下存在多样性，不希望（或者说我们不能）强行统一或进行自上而下的控制。当然这不意味着私人顾问们不应该去努力形成一个"共同的理念"，但是正如考克斯（Cox, 2012）所说的"共同的理念应该是从实践工作中得来的；而实践工作是建立在基于证据的实践和基于实践的证据之上的"。

43

多样化的整合

那么私人顾问到底整合了什么呢？本书的标题表明它是在教练和咨询之间进行的整合，不过这种含糊的说法可能会有些误导作用。私人顾问是一对一实践的整合——并非仅仅是咨询和教练之间，而且还包括了咨询的各个流派之间。

但是整合就会不可避免地导致我们必须有所放弃。从实践的角度来进行整合就不能保证理论的完整性，并且可能会和理论产生不一致的地方。就私人顾问而言，我们需要摒弃一些来自于理论假设的思想观念。当放下这些思想包袱时，整合就会相对容易很多。由于我们无法提出一个万无一失的大一统的理论，所以这种做法是合理的。以超个人心理学及其心理综合法为例，它的基础假设是：我们都有"高层自我"、有精神或灵魂，所以这个流派的从业者认为没有考虑这一点的实践工作是不完整的。可是，有确凿证据表明（理论的或实证的）有这样一个层次的自我存在吗？看起来没有。实际上一些心理学家和治疗师（来自精神分析或存在主义取向的）认为如果我们过于把这种观点当真，那只会让客户保有"糟糕的信仰"，而并没有帮他们处理真正的议题。可话说回来，我们是否又有确凿证据来证明超个人层面并不存在呢？似乎也没有。这些所谓的"身–心"问题总是会存在很多变动。

考虑到这一点，我们的面前有两条路可走：第一条路是接纳"真理"的多样性，每个从业者都可以选择他们相信并有感觉的理论来工作——然而这种相对论的观念也有其思想的桎梏（"不存在普遍真理"这个说法本身就是对普遍真理的一种论断）。另一条路是带着客户去关注实践的真理及互动过程中产生的真实动力，而不是我们基于自己相信的理论所产生的预设上。我们来看这样一个例子，这个例子中的客户相信精灵的存在，而从业者却不相信，所以他可能会认为客户存在妄想（基于他自己的信念）。这种假设可能是对的——但它们有用么？从业者应主要关注于自己和客户的关系是否真实，而不是客户的信念与自己是否一致。所以，当客户告诉我们他看到了精灵，那事实就是他"告诉"我们他看到了精灵——他对此的现象学体验就是事实，这和"客观事实"的吻合程度可高可低。这不意味着我们要附和客户的信念，顾问可以挑战客户的想法，但是必须是在客户自身的世界观或在互动中显露出不一致时才能这样做，而不是仅仅因为顾问和客户的信念不同。这一原则在一些不良情况下也适用，比如客户报告他听到了一个声音让他杀了自己。此时，顾问不要试图去向客户证明这个声音并不是真实的，而应该帮助客户意识到他仍然可以做出自己的选择，不需要盲目听从这个声音的指令（可参见第七章）。

私人顾问的目标

为了更好地阐释私人顾问的目标，我们将先从咨询和教练的目标开始说起。虽然很难找到一个令所有人满意的对咨询的定义（见第二章），但是有一个定义能概述出一个相对普遍的观点：根据英国心理咨询与心理治疗协会官方网站的说法，心理咨询和心理治疗的目的是为了帮助来访者带来有效的改变或增强他们的幸福感。谈及教练，尽管有很多不同的定义，但是也有一些共识：教练的目标通常被认为是协助客户提高在某任务上的表现并提高他们生活的品质。

可以看到咨询和治疗的目标里有两个相关部分是有些重叠的：两者的目标都涉及帮助客户增强幸福感（生活品质）。不过两者目标的另一部分（有效的改变/提高表现）就有些不同了。"带来有效的改变"（也许是刻意这样说）这句话是有些含糊的。我们觉得这种改变并不是指工作、国家或者伴侣方面，而是一种内在的、心理上的改变。提高表现也是一种改变，但是它是行为上的改变，可能有、也可能没有与内部改变（比如思想、信念、情绪或者感知觉）的关联。私人顾问也认可这两个部分，但是为了把它们整合起来我们需要使用一些不同的术语。所以我们说，私人顾问的目标是促进客户内部和外部的和谐化及个人发展。我们接下来会从"内部""外部"开始解释澄清这些词的意思。

由于"内部"和"外部"这两者的范围是有些互相浸透的，所以要把它们划分出来并不简单。从实践角度来看，下面说的这种探索式的特性描述也许可行：不能被直接观察到的事都算作内部的。我们这里所指的就是客户的想法、信念、感觉、梦、欲望、价值观、记忆或意图。客户的这些心理过程是从业者无法直接获知的——我们只能从客户对我们所说的话及他们的身体语言去进行推断。另外，客户的举止、表现和其他行为（包括一些情绪反应）在原则上是可以被观察到的（虽然我们不必总是去观察这些）。我们以恐惧症患者为例。对客户的内部可进行的工作是帮助客户检视并处理产生恐惧的内心过程（例如：适应不良的信念或相关的过往经历）。对客户外部可进行的工作包括帮助客户产生行为上的改变并克服在实际中的恐惧。这内、外两部分当然是相关的，但并不是说一个部分的改变必然会引起另一个部分的变化，所以这两部分都需要进行处理。

　　我们所说的"和谐化"是对应了上面所提到的咨询或教练的目标里的增强客户生活的幸福感或生活品质。然而"幸福"和"生活品质"这样的表述太过泛泛了。说白了，油漆工和糊裱匠、服务生、医生和老师都在以不同的方式为被服务对象增加幸福感，因此我们需要更加具体地说明一对一实践是如何增强客户的幸福感的。我们认为应该通过帮助客户解决或处理他们的内部及外部的冲突来达成这一目标。哲学和心理学领域历来都把幸福和愉悦定义为内心的和谐与平和，或者最小化的个人冲突（参见 White，2008）。这正是我们专业的用武之地。我们以一个有成瘾问题的客户为例。显然，这个客户不喜欢自己的成瘾行为（否则他也不会来找顾问了）。本例中顾问的目标是帮助客户解决与成瘾议题有关的情绪、认知和行为冲突。至于对成瘾行为是该完全戒除还是做适当调整，这不是由顾问决定的。在这两种情况下都可以达到内心的平静或和谐化，不过成瘾还是一直会和客户的自主意愿有所冲突。

　　现在来看看私人顾问的定义的另一部分，我们需要阐述一下为什么我们觉得"个人发展"（当然，其中包括职业发展）这样的表述比"有效的改变"或"表现的提高"更好。咨询师和教练通常都会明确表示或有个隐含的假设：实践的目的是帮助客户改变他们自己的选择。这似乎是一个常识。诚然，从业者没有权利在改变的类型或方向上给客户施加任何压力，但是客户的选择有时候会产生道德困境。一个典型的教练情境是：客户想提高自己的绩效，可他是个黑手党头目或毒贩，这怎么办呢？我们应该去帮他提高绩效

私人心理顾问：咨询与教练技术的整合

46

么？当然遇到这类客户的可能性很小，所以我们容易用"我不会接这样的客户"这般说辞来搪塞这个问题。可是一些不这么极端的情况并不少见，它们也会导致与此相似的困境。比如对一个CEO而言，提高绩效可能会给他的员工或家庭、甚至是对社会或环境带来困扰，并且从长期来看他自己也会不开心。《谁动了我的黑莓》这本小说讽刺性地描述了这一情形，在本章的开头有这部分的摘录。

简单地说，问题就是：面对客户不符合伦理的目标，我们该如何符合伦理地进行工作？这个问题如果和另一个问题结合起来，就会变得更复杂：谁来认定什么是符合伦理的？站在私人顾问的立场看，我们不能把自己的价值观强加给客户。我们来看一个例子：顾问把堕胎视为违反原则的事，但是他的客户正在考虑要不要去堕胎。显然在这种情况下以及其他一些可能的情况中，把顾问的价值观灌输给客户无益于达成私人顾问的目标，但是一味地盲从客户的需求也是不负责任的。这就是为什么我们认为在开始帮助客户进行切实改变之前，有一项很重要的工作就是要去帮他们检视自己的目标、意图、背后的假设、价值观以及潜在的内心冲突。所以这项实践的目的不仅仅是为改变打下良好的基础，还要确证客户目标的有效性。检视工作不一定能给客户带来信念或行为上的改变，但是一定能为个人发展带来帮助。

私人顾问的基本原则

复杂性

私人顾问相信人性是复杂多样的。从这个角度来说，我们觉得如果从业者从一开始对客户就有自己的预设或判断，那会对顾问过程不利。这不是宣扬某种激进的相对主义，只是表明一些共同特性或普遍性也具有很与众不同的、特别的个人化表达方式。具体来说，除却文化、年龄、性别、种族和性取向不说，我们都有思考、感受、沟通、做决定等能力，但这些每个人都有的能力在不同的人身上有着不同的发展程度和不同的结合方式。所以说，真相是在与客户的关系中——而不是基于与某种预设的事实产生的关系中——呈现出来的。

我们应再次指出的是这并不是说我们不重视那些对人性有着深刻洞见的学者们的工作。也不是说那些从以往一对一实践中形成的概念化方式是错的，而是说它们还不够完善并且有些简化论或还原论的意思。因此对于各种理论观点，我们不会说"这是或那是错的"，而是说"是的，但是这不是全部——人远比这要复杂得多"。连心理学教材中都会因为某个点而产生一系列的心理学理论。举个例子：心理学家花费了很多时间和精力去争论"先天遗传-后天环境"的问题。而截止到目前，最能为大家所接受的（且自始至终都很有道理的）观点是先天遗传和后天环境因素都是存在的、都得考虑。并且从私人顾问的观点看，不仅仅需要考虑先天遗传、后天环境，人本主义心理学中强调的自我实现的倾向和超个人心理学中强调的人性的各个方面都是要考虑在内的。当然，这只是回答"人与人之间如何区别、区别有多大"这个问题的一个例子——人性中还有很多方面也导致了它的复杂性。虽然各种对人进行概念化的尝试是有价值的，但是我们需要意识到这种概念化常常是对人性的一种简化。实践中更重要的是当人性的复杂性在我与客户的关系中显现出来时，我们能够接纳它并与之工作。

时间

不同方式的一对一实践都有自己的关注点，可能是过去，可能是现在，也可能是未来。比如，精神分析对过去比较重视，格式塔治疗是现在导向的，而教练常常关注于未来的目标或成就。私人顾问认为这三者都同等重要。这里可能需要做些澄清。虽然我们可以思考和谈论过去、未来和当下，但我们是活在当下的。这就需要我们在一对一的实践设置中区分两个当下：一个是客户的当下（他们带来的当下的议题），另一个是即刻的互动（咨询室内正在发生的事）。这里我们先来看一下前者，后者将在接下来的章节中讨论。客户的当下是他们整体叙事的一部分，它连接着过去与未来，三者之间互相影响，所以只关注其中一个是不全面的。顾问应该对三者都进行工作，但这个工作并不是随机进行的。在顾问的某些阶段需要关注过去，某些阶段需要关注现在，还有一些阶段需要关注未来。可能有人会问：那谁来决定何时关注过去、何时关注现

私人心理顾问：咨询与教练技术的整合

在或未来呢，是顾问还是客户？我们的观点是，都不是或都是——这同样是由互动或过程本身决定的。然而顾问需要注意的是，当关注于过去、现在或未来时，要使用不同的技术和思维模式，并在需要时能自如地在三者间进行切换。私人顾问框架可以引导从业者完成这个过程。

私人顾问工作对象的选择标准

我们在上一章提到人们有时会用定义客户群体的方法来划分一对一实践中的各种方式（比如咨询和教练）。相反，一些选择标准常被用于评估客户与某种方式的匹配度。它们最终往往都是为了让客户能明确或含蓄地接受某个模型及其基本原理。这样做不是没有道理的——毕竟，哪有哪个从业者能和一个并不接受这个实践的假设和原理的客户一起工作呢？而且，在这一点上的一致性（或依从性）可以很大程度地提高某种实践方式的成功率（Duncan et al., 2010）。然而这种"以我为准"的态度并不能很好地服务于客户——尤其是当他们没有太多选择时（除城区外，这种情况在公共服务机构很常见，在私人机构也不少见）。坦白讲，尽管很多流派运用了比较宽松的选择标准，但这样做带来了标准的可靠性问题。让我们来看看我们从其他流派中随机采择的一些选择标准（Dryden, 2007）：

· 客户真的有改变的意愿么？

· 病人积极参与治疗的能力；

· 客户的困难必须是当下的且可预测的。

但是，我们必须要问：我们真的能在初次访谈的有限时间里判断出客户是否符合上述标准么？多数情况下不能，我们能期待的最好情况是能了解到客户是否是自愿前来的——甚至有时这也不一定是能确定或是很明了的。基于这些原因，我们认为使用选择标准是没有必要的，而且还会带来麻烦。私人顾问的工作对象很广泛。事实上，只要客户能够有意愿积极参与到过程中来并清楚他们不会对自己或他人（包括顾问）造成人身伤害就可以了。我们回想起曾经与一个少年的初次访谈，那孩子全程没有说一个字。虽然她当时可能被视为不合作的客户，但是之后与她的工作却变得有效起来。当然客户个人的自我选择也不会受到阻碍或影响。顾问应该在初次访谈中就说明自己的工作方式，这样客户就可以在知情的前提下决定自己是否要参与到这样一个过程中来。

哪些从业者适合成为私人顾问

显然，作为私人顾问通常应该有一些咨询的受训和工作经验，同时也有一些教练或者其他主动实践方式的经验。不过还有一个更微妙但同样重要的问题。正如我们之前所解释的，私人顾问模型不是一个特定的流派，而是为不同流派和方法提供的一个框架，它能够容纳人性的复杂性。但对于很多从业者而言，精通某一种流派可以带给他们一种安全感和自信。而采用开放式模型可能会引起一些焦虑。私人顾问需要能与这样的焦虑共处而不是想着消除它。事实上我们相信合理程度的不确定性及其引发的焦虑可以让从业者保持警觉并有益于过程的推进。私人顾问需要接受这样一个现实：我们无法提前知道会谈中会发生什么，也无法总能知道我们要做什么——我们需要容纳一些不确定性，无论我们多有经验，都可能常常会遇到些意料之外的事。那些能将此视为挑战而不是困难的人、能将此视为职业乐趣的人更适合成为私人顾问。

私人心理顾问：咨询与教练技术的整合

第五章

模型

为了尽可能减少可能的意识形态偏见，私人心理顾问从一对一练习的三个必要维度出发：客户、从业者和双方关系。这些维度被用来划分私人心理顾问运作的"空间"。本章将这三个维度定义为双侧结构，解释了与每个维度相关的形式，讨论了它们之间的相互关系。在此基础上，阐述了私人心理顾问模式的基本结构。

与新客户开始会谈

特蕾莎

咨询师：你对个体咨询的期待是什么？

特蕾莎：我希望你能够帮我把脑袋拧下来，放在桌子上，把它修好，然后再拧回我的脖子上（她大笑了起来）。

咨询师：（也笑了）当然，我不能这么做……

特蕾莎：我知道，我是在开玩笑，但是我真的需要帮助。你可以帮助我吗？

咨询师：不，我不能。

特蕾莎：你说什么？

咨询师：我不能帮助你，我不能把你修好。我能做的只是帮助你去帮助自己。我们需要一起工作。你需要仔细考虑一下是否愿意以这样的方式进行工作，因为这是我唯一的办法；我不希望你因为与期待不符而失望。

在第一章中我们看到，一对一咨询所涉及的领域在以下二者之间不停游移：与客户同在（例如以客户为中心的取向）和与客户一起做一些事情（例如认知行为治疗）；也在这二者之间游移：聚焦问题（例如精神动力取向）和聚焦解决方案（例如教练）。这恰好是私人顾问试图进行整合的，然而我们会从另一个方向对这个问题进行讨论。在前面的章节中我们提到，实现有效整合最大的障碍是：不同取向所秉承的意识形态和假设之间互不相容。为了使意识形态偏见降到最低，私人顾问模型包含了一对一咨询的必要元素和无论哪个流派都要使用的基本元素。我们认为，以下三个元素是必须具备的：

·客户；

·从业者；

·二者之间的互动（关系）。

任何一种一对一的工作，无论是咨询、治疗、教练、顾问，都不能离开这三个要素。这是不同流派所具有的共性，也是私人顾问模型的基础。这三个元素提供了咨询过程的三个维度，如图5-1所示（注意，这是一个三维图，关系轴并不在客户与咨询师两个轴之间，而是第三个"深度"维度）。

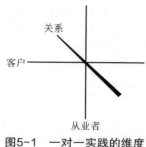

图5-1　一对一实践的维度

每一个维度的属性如图5-2所示。

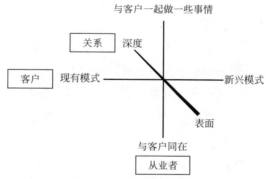

图5-2　每个维度的属性

纵轴代表顾问（从业者），它包含了两个基本模式：

① 与客户同在——间接的、互动的、平等的模式；

② 与客户一起做一些事情——更直接的、先于客户的、专注的模式。

横轴代表客户，它包含了以下模式：

① 已有的情绪、认知和行为模式（包括当下和过去）；

② 渴望的、企图努力实现的模式（包括当下和未来）。

深度轴代表关系，体现在两个层面：

① 深度层聚焦在客户的心理结构和内在世界；

② 表面层聚焦在客户的现实（外在表现和事件）及行为。

接下来我们详细探讨一下这三个维度。

纵轴（顾问）

如上所述，这个轴代表的是顾问，包括两个模式：与客户同在和与客户一起做一些事情。

与客户同在

我的一位同事最近遇见一个人，他非常想要设计一款可以像顾问一样工作的计算机程序。他列举了很多理论，说明如何可以让计算机程序根据客户提供的线索问出正确的问题或是给予正确的评论。先不说技术是否真的可以实现，我们认为，这是不可能成功的。就算是这样的程序被制造出来，它也不会让任何一个从事一对一顾问的从业者失业，理由很简单：机器不可能与客户"同在"。一对一顾问当中另一个人的存在是永远无法取代的价值。这并不意味着我们不去使用现代科技。在咨询过程中实体的出现非常重要，然而在我们的经验中，这也并非是必需的——例如，使用Skype这样的媒介，尽管不是非常理想，但仍然是一种可选的方式。电话咨询也许效率会打折扣，但依然是可以实现的，而电子邮件咨询几乎失去了这一模式的特性，因为在收发电子邮件期间可能会有很长的时间间隔。

那么，为什么与客户同在那么重要呢？这种模式如果使用恰当，在意义和内容上都会十分丰富：通过与客户同在，从业者提供了反思、注意、共情和支持的空间，这些都是内在的收益。然而，这一模式或许也是一对一咨询中最为复杂的——特别是注意和共情，因为它们必须是发自内心的，而非简单学来的一项技术。然而，一些态度可以在这方面起到帮助，例如充分参与开放。

前面提到过，这个模式是一种间接的、互动的、平等的模式。这也就意味着，在这样的模式下，我们需要抵抗"去做些什么的"诱惑，避免去修复一个问题、直接给出结论或是直接提供解决方案。你需要知道这是多么有挑战的一件事。想象一下客户非常纠结地想要知道2+2等于几。当然，不会有客户真的纠结这个问题，然而有的时候感觉就像是他们无法算出答案。这个时候，顾问会有强烈的倾向想要为他们指出显而易见的答案。然而我们知道，这是行不通的，因为这是从业者的答案，而不是客户自己的答案。找到答案的过程和解决方案本身同等重要。

与客户一起做一些事情（与客户同行动）

与客户一起做一些事情是一种更加直接的、先于客户行动的专注的模式，它所面对的是完全不同的挑战。当我们尝试与客户一起做一些事情的时候，我们不可避免地要承担责任，这可能会带来担心。比如说我们想要使用一种干预措施，我们脑海中可能会跳出很多个问题，比如现在这个时机做这个干预合适吗？客户能接受吗？它会有效吗？我们并没有那么多的时间来仔细思考这些问题——我们需要立刻做决定。因此，使用这个模式需要很大的勇气，并不是那种学了几个技术之后就迫不及待想要使用的鲁莽勇气，也不是一些自以为是的人仅使用某种特定咨询取向已经成熟的流程模型。我们需要的勇气类似于冲浪者敢于面对巨浪，但又对环境的反馈保持敏锐的觉察。

横轴（客户）

横轴代表的是客户，包括以下几个模式：已有的情绪、认知和行为模式（现有模式）（可能包括当下和过去）；渴望的、企图努力实现的模式（新兴模式）（可能包括当下和未来）。

55

现有模式

客户来会谈时通常会带着自己的故事，并用自己的叙述方式。这种叙述通常包括过去和现在。我们需要记住的一点是，客户拥有的不仅仅是一个议题，他们还有人生。从私人顾问的视角看来，不考虑背景而仅仅是看到问题，无论背景是否与问题本身相关，都很难为客户带来帮助。同样一种绿色，放在蓝色背景和黄色背景前看起来是很不一样的。同样，一个问题在不同的背景下也会有不同的表现。因此，熟悉客户的故事（不可避免地表现出一些已有的情绪、认知和行为模式）是会谈过程中非常重要的部分，不仅仅是了解客户说了什么，也包括他们是如何说的。故事的叙述方式比故事内容本身更加有意义（比如说：当谈到自己的失败或成功时表现出的情绪波动，可能会显示出一种不稳定的自尊）。

新兴模式

总的来说，客户也有自己的愿望。人类具有将自己的生活投射到未来的能力；他们渴望的往往不是当下的直接需求。我们通常认为这是理所当然的，但令人惊奇的是，我们有渴望成为不一样的自己，或渴望实现长期目标的能力。没有这种能力，一对一顾问就不存在了。如果客户不想做出改变，他们就不会去寻求我们的服务。这一愿望处于当下和未来：未来不能孤立地存在，因为它总是来自于当下。尽管这是显而易见的道理，但这一点很重要，因为我们必须牢记，任何未来的目标都是暂时的。正如其他人一样，客户只活在当下（不管他们是否承认这一点），作为从业者，我们需要意识到，当下的任何改变都可能会改变他们未来的愿望。换句话说，即使客户能够明确地指出一个目标（当然不总是这样），我们也不应该认为这是板上钉钉的。私人顾问需要对可能的变化保持敏感，并且灵活地接受它。有些方法从设定目标开始，然后把它们当作坚实的基础，其余的工作都要在此之上建构。然而，现实有所不同，并不存在坚实的基础。目标、行动和环境反馈在不断地相互作用和相互影响，没有理由认为教练和咨询在目标设定方面存在例外。有时候，与其坚持一个目标，不如重新思考目标。我们不应该对客户关闭选择的可能性。

深度轴（关系）

以下摘自一个私人顾问会谈的记录。

黛安娜

顾问：你的假期怎么样？

戴安娜：太棒了！天气简直不可思议，完全没有下雨，住宿非常舒适，每个人都很好、很友善，孩子们都很乖：他们结交了自己的朋友，完全没有惹麻烦。

顾问：这个假期你感觉怎么样？

戴安娜：糟透了！这是我第一次没有约翰的陪伴单独去那里，实在是太沮丧了。我整天都戴着墨镜，这样孩子们就不会看到我的眼睛哭肿了。或者看到我很无聊地自己躺在沙滩上尝试去读我根本没兴趣读的书，迫不及待地想要回去——至少我回去以后能有点事做或者有人说说话。

一些流派只对从业者和客户之间的关系进行了简单的关注，而另一些流派则认为关系是最重要的（甚至是唯一重要的）方面。通常，真实情况很可能处在二者之间。我们不认为从业者－客户关系是解决一切问题的灵丹妙药，或是仅仅考虑关系就足够了。良好的关系不能保证建设性的改变，但它的确是非常重要的。事实上，它如此重要，以至于我们认为任何一对一的互动过程都包括三个方面：客户、从业者和关系本身（也就是私人顾问模型的三个维度）。

人际互动的两个基本维度是存在于关系当中的（当然，这并不意味着它们是人际互动的唯一重要方面）。深度层关注客户的内在心理和内部世界（他们的经验），表面层关注于客户的现实（外部的表现和事件）和行为。简单来说，深度层是关于主观的事实（一个人的经验的真相），而表面层更多的是关于事实真相的。在这一节的开头，"黛安娜"的案例展示了这两个层次是截然不同的。然而，这些术语没有任何价值意义。我们不认为深度在本质上是优于表面的，反之亦然。并不需要总是进入很深的层次，但有时停留在表面也是徒劳

57

的。顾问需要对两者都感到适应，并且能够（有时几乎不留痕迹地）从一种切换到另一种。

从业者的许多特性都有助于与客户保持良好的关系：真诚、可靠、值得信赖、有责任心、接纳与正直。然而，这种关系是顾问过程的隐性组成部分，主要取决于从业者的经验、才能和敏感性。在这个部分使用某些技术的时候会显得障碍重重，因为它们可能会导致失去自发性和真实性，而这正是一段良好关系的基本要素。

举例来说，一些从业者仍然在使用"镜像"这个技术。简单说来，它需要模仿客户的肢体语言。有段时间，人们认为，在他们的互动过程中，处于相同"波长"的人会自发地相互模仿对方的肢体语言。镜像技术背后的逻辑是，它可以反向思考：如果身体动作可以同步，那么在人际互动的过程中就可以产生更强的心理一致性。然而，即便真的如此，问题在于，镜像不仅会影响自发性，而且还会涉及操纵，并且，如果被客户察觉，可能会产生相反的效果——客户可能会起疑心，变得更加封闭。我的一位同事最近遇到了一个橱窗玻璃推销员试图对他使用镜像技术。不用说，这并没有帮助他卖掉产品！我们认为，对良好关系最有利的态度是让这种关系自然发展。然而，这并不像看上去的那么简单。做到真实性和自发性，会有许多挑战。我们将在下面几节中讨论其中的一部分。

咨访关系的挑战

分心

与客户保持联结绝对是至关重要的。参与感是关系的黏合剂——很难想象没有它的关系是怎样建立起来的。要始终保持充分的参与是不容易的。然而，一些不必要的想法常常会影响我们——这是我们在实务工作中经常需要解决的部分。当然，第一步是在我们没有完全投入的情况下尽快自我调整。然而，这造成了一个悖论。我们需要充分地关注与客户的互动。但是为了这样做，我们也需要意识到自己的想法和感受。因此，从私人顾问的角度看来，参

私人心理顾问：咨询与教练技术的整合

与是在吸收与流动之间的平衡，以及"广泛的视角"与"专注"于任何正在发生的事情（包括自己的内在过程）之间的平衡。"广泛的视角"可以帮助我们认识到什么是有利于参与的，什么不是。比如说，我们可能会因为自己的问题而分心（例如，家人生病）或被其他事情分心（例如，在会谈结束后举办一个晚宴）。这些干扰需要在会谈期间暂时搁置——这是一项通过实践不断发展出来的技能。在这方面，许多专业人士都有自己的策略。例如，可以使用一个词或一个句子（例如，"我在这里是为了客户"），或者想象（比如想象把一个想法放在盒子里或者架子上），或者一个身体动作（比如向前倾）。方法因人而异，顾问需要不断实验，直到找到最适合自己的。当然，这只适用于那些明显来自我们自己的干扰。有时，干扰是相互作用的结果（例如，指出客户注意力分散）。在这种情况下，有必要把这种感受提出来（例如，"我注意到自己有些分神……你认为我们应该谈论一下这件事吗？"）。

顾问感到无聊

　　一对一会谈的好处之一是，大多数时候这是一项有趣且吸引人的工作。然而，偶尔，从业者在与一些客户工作时可能会感到无聊。他们认为，客户在不断地重复和绕圈子，他们或者不承认显而易见的事情，或者只是不停地说。重要的是要认识到，这些不是客户和从业者的问题——它们都是关系问题。无聊是对即时互动的回应。这里的挑战是，从业者很难做到完全真实和自发地表达（也就是说，直接承认"我觉得很无聊"），因为这可能会产生负面影响，尤其是对比较脆弱的客户。另外，试图忍受或抑制无聊不利于建立良好的关系。如果我们有这种感觉，我们能做些什么呢？我们建议采取以下步骤：需要记住，这些建议并非处方，而更像是指示性建议，旨在激励顾问反思并制定自己的策略：

　　·无聊往往是参与度不够、封闭或不能充分理解客户的意思导致的。所以，第一步是认真尝试更多的参与，保持开放的心态，更好地理解客户（如提出相关的问题）。然而，这并不意味着一定能减轻无聊感。我们甚至会觉得无聊是合理的。在这种情况下，需要思考如何在不对客户进行评判的情况

59

下提出这个问题。以下提供了一些例子，然而我们鼓励每一位顾问找到适合自己的方法：

◇ 我感觉我们正在兜圈子，你感觉如何？

◇ 你似乎同时提出了许多问题，你认为这样有帮助吗？

◇ 你似乎一次又一次地回到了这个故事，有什么是我们还没有谈到的？

◇ 我觉得有点没跟上，能否和你确认一下，你所说的意思是……？

需要注意的是，上面所有的例子都是提问的形式。这不是偶然。由于这个问题归根结底是关于关系的，这些提问的目的是对客户进行开放式的邀请，来找出二者之间共同发生的事情。有时候，这甚至可以作为一个跳板，在安全的环境中，处理现实生活中"存在"的问题。

顾问过于热心的帮助

这段关系的另一个挑战是过度热情。这个领域的专业人士都渴望帮助别人。大多数学生被问及为什么想要学习咨询（或治疗、顾问、教练）时，他们的回答往往是想帮助别人。这是一个高尚的目标。如果没有这样的热情，这个职业将是毫无用处的。然而，就像生活中其他许多美好的意图一样，助人工作也有它的另一面需要我们关注。

过于热心的帮助会对这种关系产生消极的影响，有以下几个原因：它会使权力失衡，会导致客户或顾问封闭自己（尽管是出于不同的原因），它可能会变成怜悯，最重要的是它会破坏客户的主体性。这就是为什么我们总是要记住，我们不是要去修复客户，我们的工作始终是一种合作。即使最终结果是积极的，如果从业者一直处在引领的地位，那么客户就错过了到达那里的过程，因此不太可能将这一成就迁移到其他情境。并且，这样会使得客户对从业者产生依赖性，从长远来看，它造成的后果可能会超过任何积极的结果。所以。即使"顾问对客户应该做什么完全有信心"，他们仍需要记住的是，把客户送到那里是不明智的——他们必须与客户步调一致地一起走到那里。

被客户吸引

在流行的电视连续剧《扪心问诊》中，治疗师和客户之间的相互吸引，对双方都产生了非常不利的影响，尽管他们没有表现出他们的感情。在大众的想象中，一对一的会谈充满了这种情况，但这个剧情是夸张的表现。我们都可能会更喜欢某一些客户，然而，坠入爱河或痴迷于客户是一种罕见的现象。然而，如果真的发生了，这可能对双方造成严重的后果。因此，这是值得探讨的。

对这个问题（如果在会谈中讨论过）的普遍反应就是我们必须要表现出专业性——这没有错，但同时需要知道，这里的挑战是我们还需要与客户保持自发性、开放性和真实性。因此，需要思考在这样的情况下可以做些什么。

·首先要考虑这些感觉的强度和持续时间。如果它们是轻微的、短暂的，那么从业者可以注意、识别它，然后放手，提醒自己在关系中的角色和目的。当然，重要的是要避免在任何幻想中进一步助长这些情绪（不管它们看起来多么清白）。正如拉塞尔和德克斯特（Russell & Dexter，2008年）所言："不要煽风点火！"专注于整个人而不仅仅是性元素（如前所述）也会有所帮助。

·如果这些感觉是持久的或强烈的，建议顾问与他们的督导师一起解决这个问题。可能存在一些潜在的（反移情）问题。

·如果这些都没有效果，顾问可能会考虑把客户转介给其他人——这可能比其他任何选择带来的伤害都要少。

顾问在会谈中感到疲倦

许多从业者在会谈中都会感到疲劳，一些工作者欣然承认他们有时难以保持清醒。当然，这对关系并没有什么好处；如果客户注意到从业者没有完全投入到会谈中，他们可能会感到被冒犯。那么如何处理这种情况呢？首先，没有必要试图抑制明显的疲倦迹象（如打哈欠）——因为客户很可能已经注意到，所以刻意隐藏它只会让情况变得更糟。只要客户不认为是从业者对他们感到厌倦，客户往往可以接受这一点。不停地看表这个动作也需要避免，因为可能会被误解（而且也不会消除疲倦）。

另外，卷入对话当中（如果合适的话）可能对消除疲倦会有所帮助。研究表明，当我们说话的时候，我们都会感到轻微的兴奋，于是会使我们更加清醒。毕竟，倾听（或尝试倾听）很容易使人入睡，但说话时却很难入睡。有时，有必要坦诚地告诉他自己感到疲倦或身体不适，确保客户知道这并不是因为他们而引起的，然而只有当事实如此时才可以这样说，并且需要确保不会影响到整个会谈。

然而，缓解疲倦的最好方法就是在与客户会谈前保证良好的休息。如今，我们都很喜欢尽可能把工作时间填满——我们都生活在"效率诅咒"的阴影之下。但这种模式不利于我们这类工作，建议顾问在这方面参考运动员的模式：一名运动员可能会刻苦训练，但很难在疲倦的状态下取得好的成绩。这个道理同样适用于私人顾问。这意味着会谈之间的时间不应该全部被文书工作填满，也应该安排其他有助于休息的活动，比如快步走、冥想，甚至是打个盹！

不喜欢某个客户

很难保证每个从业者会喜欢所有的客户。偶尔，客户的想法或行为可能与我们的价值观或偏好相违背。从业者是专业人士，但他们也是人。同样，这并不是说客户或从业者有什么问题。这是一个关系问题。有时一些人格遇到一起往往会产生摩擦。这些感觉应该被觉察、被承认，最好的结果是放下或搁置。提醒自己，我们是为客户服务的，这样可能会有所帮助。然而，问题是，让我们自己丢弃某些想法和感觉并不总是那么容易。这可能就是积极情绪（如同情）在对抗消极情绪方面发挥的作用。但是，如果我们不喜欢某人，就很难产生积极的感觉。我们怎样才能产生真正的同情？首先，我们需要记住，即使我们不喜欢某人的行为，这并不影响我们对那个人的同情。父母对待孩子的时候常常是这样的感觉，但对于陌生人，同情从何而来呢？

它来自于客户和从业者之间共通的人性。我们都是人类，都在努力理解我们的生活和我们周围的世界。我们经常会犯错误，在面对生活挑战的时候会被误导，或者无法抗拒诱惑。然而，我们或多或少面临同样的处境。在表面的个体差异之下，在内心的深处，我们都有同样的一种意识——能够知道什么是我们同情心的来源。当然，这并不意味着要忍受所有事情。如果客户有严重的口臭，提出这个问题可能对于客户和从业者来说都是有益的，但是，如果能够对这个人产生同情心，就会容易许多。对于更严重的情况（例如，顾问强烈地感觉到的道德问题），那么同样，顾问可以在督导时讨论这个问题，必要的话可以把客户转介给他人。

顾问感觉受到“攻击”

有时，从业者可能会感觉受到“攻击”，客户可能会不断地寻求建议或询问个人问题，试图跨越明确的或隐含的界限。这种情况并不少见，而下意识的反应是将此类问题反问回去。从私人顾问的角度来看，这不是一种好的做法。客户很容易意识到这是一种防御性的反应，这对双方的关系不利。从长远来看，尝试使用让自己舒适的诚实回答或许是更具有建设性的方法。比如以下回应方式。

· 我不知道该怎么做，我并没有处在你的境况中。或者

◇ 我不能给你建议，因为我不能替你承担选择和行动的责任。

◇ 我不认为回答你的问题会有帮助。

· 不，我现在没有结婚，我离婚了，有两个孩子。或者

◇ 我觉得在这里谈论我自己是不合适的。

◇ 我知道你可能对我很好奇，但进行这样的讨论对我来说不是专业的做法。

之后，顾问可能会进一步探究这些问题背后的原因，但需要记得，想知道问题的答案或对此感到好奇，是人性的表现。

在我们看来，这些都是发展一段良好关系可能遇到的主要挑战，但这份清单绝不是面面俱到的，也不可能包含所有问题。毫无疑问，私人顾问将在他们的实践中面临其他挑战，或者将以一种不同的方式处理这些挑战。正如前面提到的，建立这种关系在很大程度上是一种心照不宣的过程，永远无法用言语来完全捕捉。对此我们心怀感激——因为它使工作变得有趣，而不仅仅是机械活动。总的来说，本章探讨了私人顾问模型的维度及其特征。在接下来的章节中，我们将重点讨论由这些维度推导出来的会谈过程的各个阶段。

私人心理顾问：咨询与教练技术的整合

第六章

私人顾问会谈流程的阶段

本章讨论了私人心理顾问会谈流程的四个阶段以及与各阶段相关的技能：

真实倾听阶段；

再平衡阶段；

生成阶段；

支持阶段。

这一章解释了如何将这些阶段铭记于心，以确保从业者知道自己处于哪个阶段，以及在这个过程中他们要做什么。对每个阶段的探索包括相关案例和适用于该阶段的技术。同时也讨论了各阶段间的动态过程和该模式的非线性本质属性。

以下摘录的这段会谈，影响了私人顾问模式的发展。在这个案例中，我们认为使用第一人称更为合适：

萨拉

萨拉：我们上一次做了哪些事情让你觉得特别有帮助？你还记得吗？

我被吓到了。我不记得了。我记得她故事的细节。我记得她的问题，但是我都问过什么问题，说了什么事情，我一点也想不起来。我的第一反应是去看我的记录，然而当时我并不能这么做。

萨拉是一个非常有智慧的女性，非常喜欢自我觉察和自我成长，与她工作非常愉快。然而她正在渡过一个非常困难的阶段。她面对着来自生活各个方面的打击：与伴侣的关系触礁，与年迈的母亲之间有了隔阂，她在工作上的自信受到了影响（她是一名教师），她与前夫的女儿十分调皮，她的健康也出现了问题，还要面对经济问题，焦虑发作，没有动力，能想到的"解决方案"只有吸烟和饮酒。每当她想要开始解决一个问题，总会有另一个问题出现，每次会谈就好像是在做急诊——先解决最紧急的问题。说实话，这一次会谈也是如此。

"我很抱歉，事实上我并不记得了。能否请你提示我一下？"

萨拉的反应还不错，然而我注意到，她有一点失望，因为那些看起来对她很重要的事情，对我而言并不是那么重要，以至于我已经不记得。这让我开始意识到，作为从业者，我们不仅仅要记得客户想要实现什么，还要记得我们都做了什么。

将这些流程引入私人顾问会谈中，是因为我们相信，顾问需要一些方向上的引导，类似一张地图。我们需要知道我们在与客户的旅程上走到了哪里。没有地图，客户和顾问都有可能失去方向感，甚至忘记要到哪里去。一些从业者可能会说，这也没有关系，我们需要拥抱"未知"和不确定性。这种观点我们仅仅在某种程度上认同。尽管我们认为，我们并不能事先预知和决定会谈的结果，但会谈流程可以保证会谈的进展（而不是兜圈子）。毕竟，如果我们告诉客户，我们并不关心会谈最终会不会到达某个地方，还会有多少客户愿意来接受我们的服务呢？因此，我们相信，描绘出顾问流程的阶段，或许能够为我们提供一些方向。需要澄清的是，我们所说的流程，并非实现客户目标的必经阶段（例如伊根模型）。我们并不认为存在一个普适的阶段。一些客户的目标是流动的，或者并没有一个明确的目标！因此，私人顾问会谈流程的每个阶段也许能够与实现客户目标的每一个步骤相契合，也许不能契合。目标的实现往往是线性的（有先后顺序），而这个流程的阶段是非线性的。比如，从第三个阶段（生成阶段）到第二个阶段（再平衡阶段）并不意味着倒退！往往在客户实现目标之前，会不断重复私人顾问会谈流程中的每个阶段。需要明确的是，客户个人的改变过程与顾问会谈流程并非完全一致。举例来说，我们可以去讨论，在接下来的5周中客户想要些什么，但我们并不会去讨论，在接下来的5周中，顾问会谈流程要进行到哪一步。

　　私人顾问会谈流程的阶段是基于上一章讨论过的维度。然而，正如我们已经谈到的，关系维度的重要性是不言而喻的，并且涉及每个阶段（在每个阶段都同等重要），为了简洁，我们没有在图6-1中画出关系维度坐标。然而，我们在思考这些阶段的时候会考虑到关系维度。

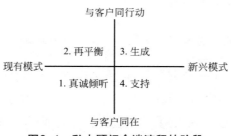

图6-1　私人顾问会谈流程的阶段

　　关系主要围绕互动是"怎么样的"，而另外两个坐标（客户和顾问）更多地围绕"是什么"——也就是内容（当然，并不需要将二者做非常具体的区分）。这两个维度构成了四个象限，这四个象限就是私人顾问会谈流程的阶段，如图6-1所示。每个阶段都涉及了互动的四个方面：感知、情绪、思维和行为。

真诚倾听阶段

纳塔利

　　纳塔利：我和我的朋友山姆一起吃了午饭，在那之后我对他很生气，我不确定为什么……

　　在此前6个月，纳塔利和她的男朋友分手了。在那个时候，她的朋友，山姆，离开自己的国家来到伦敦，他们见面后对彼此都有好感——然而当时她正在经历分手的痛苦期，而他当时也有女朋友。几个月后，他给纳塔利发了条信息，说他很想念她，想和她见面。之后，他们一起吃了午饭。那个时候他也和他的女朋友分手了。私人顾问当时有一个假设，即纳塔利生气的原因是，他们都处在单身状态的时候，山姆却没有提出和她约会。然而，顾问意识到，这是他自己的假设，而非客户的想法，于是，他打破了自己的假设，继续进一步探寻——特别是围绕客户收到山姆信息时和见面前的感受。随后，她表示说，她认为在关系没有结束的时候发这样的信息是非常不合适的，就算没有什么恶意。这时，顾问意识到，她对山姆很生气的原因是她不再完全信任他了，而信任对她而言非常重要。于是，顾问有了两种"解读"，然而这些都不是客户自己的，因此这两种解读都需要被打破。

　　顾问：好的，我们再回到你生气的感觉，想一想到底是因为什么……

　　不用说，任何一对一咨询工作都含有倾听的部分。然而，我们认为，我们这里所讲的"真诚倾听"值得占据坐标的一个象限，因为它特别强调：倾听本身就是目的，而非达到目的的手段。这意味着，倾听并不仅仅是帮助我们弄清楚该与客户做些什么的手段，它也不优先于其他阶段。真诚倾听阶段是流程的一部分，与其他阶段一样具有自身的价值（比如增强自我反思）。"真诚"一词意味着需要发自内心地聚焦于对方正在交流的内容（而不是应该为聆听时的感觉施加什么技术或流程）。正如图6-1所示，真诚倾听被定位于与客户同在和现有模式交叉的象限中。

　　我们已经谈到，"现有模式"更多的是关于客户的过去和当下。这并不意

私人心理顾问：咨询与教练技术的整合

味着客户不能够在这个阶段谈论他们未来想要实现的目标和改变。然而，我们认为，在没有了解客户当下现状的情况下，新兴模式很难被完全理解和恰当应用。也就是说，背景会影响结果。问题（以及如何定义问题）会影响解决方案。尽管客户有一个清晰具体的目标，依然有很多理由去探讨为什么过去与现在是相关的，例如确定目标是否现实，确定减轻和控制的因素，确定可能的原因、影响因素和触发点等。

与客户同在的模式认为，这个阶段需要给客户提供空间，让他们谈论和表达自己的认知和情绪。当然，这并不意味着完全的被动，这也是为什么有些从业者称之为积极倾听的原因。实现积极倾听可从以下四个层面入手。

·感知层面，包括观察肢体语言和面部表情，并注意到他们表述过程中的（不）连贯性。

·思维层面，包括理解——可通过澄清某些问题的方式，总结所说的内容或将信息进行分类。方法包括自由联想、绘图或视觉呈现（例如描述一种情绪），有时可起到协助的作用。现象学还原（存在主义治疗中使用）也是一种有价值的工具。它涉及打破某个人的预设、判断和预期，通过体验来获得内在觉察，而非依赖于已有的精神结构（更多信息请见Young, 2000: 75）。然而，重要的是在这个阶段需要避免提出顾问自身的内在觉察，不仅仅是因为顾问的想法可能是不正确的，而且客户或许还没有准备好接受这些观点，因此不愿意将其内化。正如上文所引用的案例，客户和顾问需要共同达成某种觉察，顾问并不应该走在客户的前面。

·情绪层面，包括共情或理解情绪，这能够帮助客户使其觉得能够安全地表达自己的感受（请见第七章关于共情的内容）。

·行为层面，由不同的态度构成：自发的兴趣和参与，尊重（包括自我尊重）和（非牵连的）投入。"非牵连"意味着顾问并未脱离客户和他们的故事，同时没有被牵连。

考虑到关系的维度，在真诚倾听的阶段，顾问可以聚焦于表层（故事、事

69

实、客户的问题等）或深层（客户对故事、事实和问题的感受）。

再平衡阶段

瑞贝卡

瑞贝卡在30岁出头时是一位职业运动员。她的亲密关系最近出现了问题，她感到非常的难过。他们的关系僵化已经有一段时间了，她自己也一直在犹豫，直到她男朋友提出分手，她感到非常的沮丧。她对此感到十分自责，经常表达"如果我当初……"这样的想法。慢慢地，这些想法的细节越来越丰富，并且描述了很多理想的结果，这让她更加的苦恼。

顾问：我们已经谈过这些了……你不断重复这些内容，对你有帮助吗？

瑞贝卡：没有帮助，我知道，但是我控制不了。

顾问：你有考虑过当下和未来吗？

瑞贝卡：我的当下和未来？没有什么好说的……我去工作，尝试表现出勇敢的样子，回到家，看电视，或者来见你（苦笑），担心无所事事的周末。未来……（叹气）可能也就这样吧。

顾问：（笑）看起来你好像让时间倒流了。

瑞贝卡：什么意思？

顾问：通常，我们会有一个过去，然后去思考很多种可能的未来。而你思考了很多可能的过去，却只看到一个未来。

瑞贝卡：嗯，有意思……不过我并不知道这该如何改变。

顾问：谁可以改变它？

瑞贝卡：我知道你要这么问！我，我知道，但是怎么改变呢？

顾问：你觉得呢？

瑞贝卡：好，我想无论什么时候我开始思考过去可能发生的事情，我就应该对自己说"过去已经无法改变，想想未来可以做些什么！"

再平衡阶段位于与客户一起做一些事情（与客户同行动）和现有模式的象限（见图6-1），这个阶段，顾问帮助客户找到并处理内在冲突。这些冲突可能是认知的、情绪的、行为的或复合的（例如，思维和感受之间的冲突）。举例来说，在上面的案例中，客户不想要这种思维方式，然而却感到无力改变。在解决这个议题的过程中，"同在"模式的干预和技术或许效果有限，可以借助很多其他的技术。例如上述案例，再平衡可以在所有四个层面进行工作。

·感知层面：识别认知扭曲，比如挑战负面的偏见（比如说"杯子是半空还是半满？"这类的干预），或是帮助客户拓展视角（比如在整体亲密关系的视角下去看关系中的某个问题）。

·思维层面：客户可能会表达出某些隐藏的假设和不合理信念。可以使用释梦或是阶梯（laddering）[例如德赖登的个体建构治疗（Dryden, 2007）]来实现这个目标。同时，也需要识别出客户那些不连贯、不一致和不完整的观点。

·情绪层面：让压抑的情绪浮现出来，并开始接纳情绪，是一种处理情绪冲突的方式。这个过程可以配合聚焦（Gendlin, 1981）、重新体验过去或系统消除（Popovic, 2005）的干预措施。

·行为层面：行为冲突可以通过探寻问题行为模式的成因，或是帮助客户设定有限级（例如，长期目标和短期收获）来改善。

考虑到关系维度，顾问可以聚焦于由即时情境触发的表层（水平角度）冲突（例如，客户一方面想要与欺人太甚的老板对抗，另一方面又担心自己丢掉工作），也可以聚焦于深度（垂直角度）的冲突，比如过去形成的根植于内心的信念、价值观和态度（比如客户曾经被教导永远不要对抗权威，这使他们很难去挑战他们的老板）。

71

生成阶段

瑞贝卡（后续会谈）

顾问：你这一周怎么样？

瑞贝卡：还好，我尝试去对自己说"过去已经无法改变……"，记得吧？

顾问点头。

瑞贝卡：我给我姐姐打电话……我已经好久没和她联系了；她与先生和两个孩子住在德文郡……长话短说，她邀请我去拜访他们，于是我上周末去了她那里！周六晚上我主动提出帮他们看孩子……我姐姐和姐夫已经好几年没有离开孩子单独出门了，所以他们也非常兴奋，非常开心我能够去他们那里（她笑了）……所以，我周六晚上和两个孩子看了三部《怪物史莱克》……我哭得稀里哗啦……我觉得孩子们一定认为我很傻。

顾问：对此你感觉如何？

瑞贝卡：感觉很好，比我整天盯着天花板好多了，但我不能每周都开车去那里，我觉得我想不出其他办法了。

顾问：我们尝试头脑风暴一下，看看还可以做些什么？

瑞贝卡：好。

顾问（拿了一个空罐子和一小袋豆子）：抓一把豆子，无论什么时候，你有了一个想法，就把一个豆子扔在罐子里，我也会做同样的事情。记住，不用去评判想法是好是坏，只要是你喜欢的就可以。

瑞贝卡（试探地扔了一颗豆子）：我可以去探望我父母。

顾问（扔了一颗豆子）：你可以成为一名宇航员。

瑞贝卡：这太可笑了！

顾问：这个阶段不做任何评判！你想成为宇航员吗？

瑞贝卡：并不想……

顾问把豆子拿出来。

瑞贝卡：我可以去埃及，骑着骆驼在金字塔前面照相！我和约翰在一起的时候一直想去旅行，但他总是很慢……

瑞贝卡（扔另一颗豆子）：我可以学习浮潜，也在埃及！这太奇妙了！……我也可以成为另一个J.K.罗琳，写一本比《哈利波特》还棒的小说！我可以去上一个创造性写作的课程……我可以打发这个周末，如果——

顾问：这个阶段请不要用"如果"。

瑞贝卡：好，我可以去中国……我也想做一些慈善工作……我可以给约翰写封信，让他好自为之……我可以去约会！

这个过程持续了一段时间。顾问邀请瑞贝卡把所有这些想法都写下来，然后思考每一个想法如何实现。几乎所有的想法都难以实现，然而很快，瑞贝卡有了两个约会对象。

瑞贝卡：我没办法决定我更喜欢谁，不过一旦我决定了，我肯定会和他去埃及！

生成阶段位于与客户一起做一些事情和新兴模式象限。"生成"聚焦于个人改变和成就——也就是发展更多的建设性模式。正如以上案例，理想情况下所有四个层面（感知、思维、情绪和行为）都需要涉及：

·感知层面：包括整合确定信息、鼓励自我监视行为、促使客户将自己的境况看做一个挑战（改变或成长的机会）、认识到自己的优势和能力。

·思维层面：包括设置或明确目标、识别和探寻可能性、选择解决方案、发展行动计划等。教练在这个方面可以提供一系列的技巧。

·情绪层面：顾问可以帮助客户学习如何转换和控制情绪状态，可以利用视觉引导、放松技术、呼吸练习和冥想等技巧。

· 行为层面：改变行为的方法包括众所周知的脱敏、暴露或否定（Popovic，2005）等。组织与动机技术也属于这一类（例如，找到新模式可能带来的社会、个人和健康效益）。

考虑到关系维度，顾问可以聚焦于客户的目标（表层），或是这些目标背后真正的需求与价值（深层）。这将会在第八章重点讨论。

支持阶段

梅丽莎

梅丽莎（在第三章中谈到的客户）非常沮丧地来进行会谈。

梅丽莎（含着眼泪）：我失败了。我深深地、深深地对自己感到羞耻。我曾经做得那么好。

顾问：我可以看出你非常沮丧……

梅丽莎：上周五，我和朋友们出去。我们很开心，一开始我在喝可乐，做一个好女孩。后来我们决定去一个酒吧。我们一到那里，乔安妮就给每人买了一杯伏特加。我说我不喝，她开始劝我："来吧，别那么扫兴，喝一杯又死不了！"你知道，就是这类的话……于是我就喝了。然后就一发不可收拾，最后我是她们当中喝得最多的，"就和以前一样"。整个晚上的事情都很模糊。第二天早上更糟糕，是最糟的一次。我感到五味杂陈，既有宿醉，又有羞耻和罪恶感。我想要嚎叫，我咬自己，我哭，我拍我的脑袋，对自己发誓。你猜怎么着？我真的很想出去买包烟和伏特加，自己喝个烂醉——只是想让我暂时忘掉这些感觉。我都穿好了衣服，但我停下了。我不知道为什么。

顾问：接下来发生了什么呢？

梅丽莎：什么意思？这还不够吗？我搞砸了！

顾问：你周五喝了酒，今天是周二，在这期间你又喝了酒吗？

私人心理顾问：咨询与教练技术的整合

梅丽莎：没有！每一次想到这里，我就很生气，我一直在大喊"去你妈的！"。

顾问：那么，你受到了诱惑，然而你成功地度过了几天没有喝酒的日子，即便你感觉很不好。这也算扯平了？

梅丽莎：也许吧……你又在尝试对我用"半空还是半满"的那一套吗？

顾问：我没有尝试做任何事情，只是在总结一些事实。你的失误并不代表失败，但放弃却意味着失败。你放弃了吗？

梅丽莎：没有。

顾问：所以你没有失败。

梅丽莎沉默不语，然后看着顾问：你不对我感到失望吗？

顾问：你知道我不会评判我的客户……我会陪着你经历这些……

梅丽莎继续保持沉默。

顾问：你愿意一起讨论一下，下一次如果遇到类似的状况，你可以做些什么？还是你想静一静？

梅丽莎：我想先静一静……

与前几个阶段相比，这一阶段是新兴模式；与前一个阶段不同，这是与客户同在的阶段（和真诚倾听阶段相同）。因此，在这个阶段，顾问可以使用的技术和干预手段十分有限。尽管如此，我们依然可以为不同的心理层面找到一些支持技术，例如：

·感知层面：帮助客户保持积极视角（希望和乐观）。

·思维层面：顾问可以帮助客户找到可能的支持（比如家庭成员），同时，帮助他看到另一面，做一些预测性的确认（比如哪里可能出现问题、什么可能破坏做出改变的尝试）。

·情绪层面：顾问可以与客户在一起，提供稳定的支持，并指出客户在实践过程中可能遇到的困难。

·行为层面：建构性反馈和鼓励（比如聚焦于获益），可以帮助客户维持想要的改变。

考虑到关系层面，顾问可以支持客户做一些改变（表层）或协助他们体验改变（深层）。例如，客户可能尝试将自己从成瘾中解脱出来，或许他做得很好，然而可能会感觉很低落，甚至在这个转变的过程中感到沮丧。在这种情况下，顾问可以更多地在关系坐标的深层进行工作。

从一个阶段进展到另一个阶段

罗布

罗布海洛因成瘾，并且HIV阳性。他的健康状况正在迅速恶化，然而他依然无法摆脱毒品、吸烟和酗酒。他参与了顾问会谈，然而并没有动力去做任何改变，同时非常悲观。他已经做过很多次咨询，感到"疲于一次又一次地重复自己的故事"。尽管私人顾问并不想要尝试做诊断，然而抑郁这个词依然浮现在脑海中。这些是第一阶段。然而，为了能够激励客户，私人顾问决定跳过第二阶段（再平衡阶段），直接进行到第三阶段。

顾问：在你的生活中，除了毒品，还有哪些你想要做的事情？

罗布：嗯……我想要去高档的餐厅吃饭，我已经几年没有做过这件事了。

顾问：你能否告诉我那将会是什么样子？你希望有谁可以陪你一起去吗？

罗布：是的，我姐姐……

顾问鼓励罗布详细描述这个虚拟体验的细节。随后，顾问邀请他生动地描述他理想的一天，以及一年之后他希望自己在哪里。罗布在谈论这些积极的"体验"之后，看起来十分兴奋，慢慢地开始转向他的目标。过了一阵儿，我们回到了第二阶段，然而他反馈说，他发现之前的会谈非常的新鲜，他第一次没有聚焦于自己的问题，聚焦于他到底哪里不对。这激励了他开始进行改变——就像他自己说的："这帮助我看到隧道尽头的一些光明，尽管我从来没有到达过那里。"

顾问会谈流程在理想的情况下应该遵循1、2、1、3、1、4、1……的模式。回到真诚倾听这个阶段是十分必要的。举例来说，假设顾问在指出客户观点的不连贯之后（第二阶段）立刻跳到生成新观点的阶段（第三阶段），这将是种错误的做法。客户或许需要时间来吸收刚刚讨论的内容，顾问也需要确保新觉察被内化之后再进行下一步，这就需要先倾听。这并不意味着必须完成所有的流程。有时，流程在再平衡阶段（第二阶段）就结束了，或是有些特殊的问题只需要在第二阶段停留很短的时间。有些情况下，更有效的做法是直接从第一阶段跳到第三阶段，之后再回到第二阶段，比如上述罗布的案例。因此，流程的地图上并不只有一条通路——可以有很多种选择。尽管如此，重要的是不要忘记其中的任何一个阶段。

阶段转换时机

时机，或者决定什么时候从一个阶段进展到另一个阶段，是这个流程的关键。可以肯定的是，很多从业者，即便不是私人顾问，也会自动地从一个阶段进展到另一个阶段。我们认为，时机在某些情况下是一种直觉，取决于实践经验，但这并非我们讨论的重点，但仍然有一些要点值得我们注意。比如，我们需要时刻觉察目前我们处在哪个阶段，以及什么时刻进行了阶段转换。此外，尽管在一次会谈中，可以随时进行阶段的转换，但模糊阶段之间界限的做法对顾问过程并没有什么帮助。举例来说，在客户和顾问共同认为自己已经被理解之前（也就是处在真诚倾听阶段），顾问不应该挑战客户的某些不连贯的认知（再平衡阶段要做的事情）。这是因为，所谓不连贯的认知，或许是来自顾问单方面的误解。当然，情绪理解也非常重要——客户在进行下一步之前，需要有足够的时间表达自己的情绪。

从再平衡阶段进行到生成阶段也是十分敏感的。很多人甚至认为这是从顾问转变为教练的阶段。这个转变只有在客户和顾问都感觉客户已经达到了某个积极的平衡或内在和谐之后才可以进行。换句话说，就是当他们觉得已经为未来的事情打好基础的时候。这是因为，同时处理内在冲突和外在（行为）问题或目标是非常困难的。例如在"为什么要整合"（第三章）里提到的案例，如果某人对自己的工作有冲突感，那么就很难去建立他们的组织技能。决定何时从生成阶段进行到支持阶段或许是最容易的，但并不意味着它会很直接地进行。通常，当客户开始设定目标并将策略付诸实践的时候，是开始进入支持阶段的最佳时机。例如，如果客户的问题是鸽子恐惧症，支持阶段应该开始于现实生活中开始克服恐惧症所做的第一步，这或许是发生在顾问会谈之后的事情。当然，在支持阶段完成之前，可以不断回顾生成阶段和真诚倾听阶段（第一阶段）。最后，通常在同一个客户身上会不断重复这几个阶段（也许所谈论的话题有所不同）。

对于阶段的讨论，特别是时机的选择，带来了另一个话题：在使用这个模型的时候如何设定边界。下一章我们将讨论这个话题。

私人心理顾问：咨询与教练技术的整合

第七章

顾问与客户的边界

在实践中，咨询和教练有不同的边界，一种整合方法需要平衡从一种模式转移到另一种模式时可能发生的边界转移。本章讨论了这种工作方式的实用性和意义性，并举例说明。考虑到边界可能因工作类型的不同而有所差异，以一种清晰、易于客户理解和安全的方式管理边界是很重要的。本章还讨论了私人心理顾问需要遵循的伦理原则。

边界是什么

从专业的视角来看，边界是实物工作者清晰地知道他们自己和客户对彼此的期待，这样才能保证彼此之间的沟通可以信赖，这有助于关系的建立。边界创造了一个框架，客户和顾问的关系可以在这个框架中发展。他们允许客户知道顾问对自己在这个过程中的期待，以及他们对顾问的期待（而不是猜测，或对此感到担忧）。边界包括时间、会谈的频率、地点、保密协议与合约。通过沟通，告知客户即便是顾问、咨询或教练关系，也是有限制的，这可以为客户创造稳定安全的环境。它能够防止客户和从业者越界或是受到"混乱"状况的干扰，避免对互动的结果产生负面的影响。通常，客户并不清楚对咨询和教练会谈可以有哪些期待，所以如果为客户提供咨询和教练的整合式服务，可能会增强客户的迷茫。如果在开始（以及整个关系中）没有很好地明确这个问题，那么很可能会影响会谈的质量及积极结果。

尽管我们经常听到从业者强调边界的重要性，我们也在猜想是否每个人都在严格遵守。我们认为，边界的真实属性是值得深入详细探讨的，这样可以不断精炼我们对客户目标的理解，何时以及如何能够实施目标，怎样做能够对客户和工作者都最有益。出于这个理由，我们想要先暂时跳出咨询师–教练的角色，在其他的背景下探讨边界的问题。

把握和协商边界是我们每天都在做的事情，无论我们是否意识到。简单而言，边界就好像是"分区图"，或是区分不同事物的某种东西。它的目的是明确对我们的期待，有哪些能够被接受，有哪些不能。在社会情境下，我们经常要处理很多明确的和隐含的边界。明确的社会边界包括我们遵守的法律，如果不遵守，会受到严厉的处罚。隐含的社会边界是一些无形的界限，包括什么是可以接受的，什么是不能接受的。尽管它们是无形的，但它们仍然很清晰，因为我们在成长的过程中知道了这些界限是什么，以及如何把握它们。然而，不同的文化、不同的人，对于界限应该在哪里有不同的想法，在某些情况下，有时我们不确定界限在哪里，可能无意中越过了界限。尽管界限是隐含的，但大多数人都会意识到它们，并在自己的经验基础上跟随界限的方向。类似地，我们可能都经历过被别人越界，然而他们可能对界限在哪里有不同的概念。当这种情况发生时，我们可能会感到焦虑，不知道该做些什么。因此我们要探讨在哪里画线、谁来画，以及界限的弹性等问题。

我们在家庭、学校、工作、人际和专业等关系中探讨明确和隐含的边界。它们是由口头和不言而喻的共识组成的，这些共识提供了交流双方对彼此的期待和希望，并使我们在各种不同的环境中感到安全。它们之所以能够让我们感到安全，是因为我们可以预测某一特定情况下会发生什么，如果情况不像我们期待的那样，我们可以更好地做准备。我们能够规划我们的日常生活，因为在某种程度上我们知道该做什么。人们通常会告诉我们是否能够出席会议，培训会在事先安排好的时间开始，我们会确定和朋友午餐的时间和地点；如果我们在一家餐馆见面，我们也清楚地知道服务员会做些什么，以及我们作为顾客应该有怎样的行为。边界也帮助我们处理意外情况或危机。例如，当遇到交通事故时，我们知道我们应该投保，我们必须提交保险细节，在某些情况下通知警方、不承担责任等。这些明确的和隐含的边界能够确保情况在控制中，避免进一步的混乱和冲突。这些例子说明边界如何帮助我们的生活和我们周围的世界更加平稳。如果没有边界，没有任何规则，那么，每个人的生活都是混乱的，甚至是危险的，社会可能会陷入停滞！

回到从业者的角度，我们可能会问我们应该考虑什么，以让我们与客户的边界是安全的、符合伦理的、有意义的，并且与目标和意向性相契合。我们可以合理地将我们对个人和社会界限的理解，运用到我们的专业工作。例如，当发生交通事故时，那些有助于防止争吵的界限也可以帮助治疗师、教练或私人顾问以及他们的客户在意外发生的时候进行协商。

工作联盟

为了给边界赋予意义并使其具体化，我们将引入博尔丁（Bordin,1979）的"工作联盟"（working alliance）概念。博尔丁认为，工作联盟的关键元素包括共情联结（empathic bond）和共同达成工作的目标和任务。如果共情联结很牢固，并且对目标和任务有很高的共识，那么，从业者和客户就对工作的某些重要方面"达成了一致"，这种关系是协作的，积极的结果更有可能发生。德赖登（Dryden, 2006）在博尔丁观点的基础上，提出了第四个元素：就客户问题的观点达成一致。在订立合约和整个关系的过程中，把这些牢记在心，可以使我们更明确，从而更有效地跟踪和理解边界的微妙之处。我们认为，这在私人顾问或咨询–教练整合会谈时至关重要，因为它需要在不同类型的工作之间进行转换，因此工作联盟也会发生变化。或许最明显的是任务导向的变化，然而，就如接下来所要探讨的内容，很多时候这些元素需要被考虑进来。

共情联结

我们认为的共情（empathy）是需要用微妙的方式交流的东西，当我们在不同的工作阶段之间进行沟通时，沟通或表达的共情程度可能需要"微调"（fine tuned），以适应不同的工作模型。共情可以被看作一种"存在方式"和一种沟通技巧（Egan, 1994）。当我们谈到"微调"，我们将它视为一个沟通技巧。我们的目的并不是建议从业者们降低他们对客户体验的共情，仅仅是在共情交流时应该保持谨慎——需要选择适当的时机。有些时候，客户可能会从高度的共情中获益，有时则更适合保持低水平共情。例如，一个新客户可能没有准备好体验高水平的相互情感理解。如果信任还没有完全建立起来，那么从业者可能很难控制会谈以让客户感到安全。在表达和体验困难感受时所带来的脆弱感，可能会对关系的未来产生不利的影响，从而影响潜在的积极结果。我们同意伊根（Egan,1994）的主张：

> 由于共情是一种亲密的关系，过度的共情也会对帮助起到抑制作用而不是促进作用。温暖、亲密感和共情（empathy）不是他们自己的目标……如果共情，或者短时间内的过度共情，阻碍了目标（帮助客户澄清他们的问题）的实现，那么就应该避免这种情况发生。

因此，我们认为，保持弹性的共情沟通，取决于我们在某个时间点上进行到哪个阶段。然而，需要注意的是，我们不能简单地认为，偏向"治疗"目标的私人顾问会谈，相比于"教练"目标而言，需要更高水平的共情。我们认为，对于自己的工作十分兴奋并充满动力的客户和对于体验到创伤痛苦的客户（并非认为教练的话题都是兴奋的，治疗的话题都是痛苦的），可以使用同等的共情水平。我们需要知道，共情层面的边界，类似于调整到某种特定的情绪进行沟通，并确保在当时是适宜的。在生成阶段，客户或许需要从业者的共情，让自己感觉到希望和热情，以此来使工作联盟得到增强。另外，如果当下体验到挫败感，或许暗指了应当进一步做些什么，但由于共情被调节到了较低的水平，或许不该离开生成阶段（如果这些感受先前没有讨论过，当然，也许需要在接下来进入倾听阶段，或是回到再平衡阶段）。

对目标达成一致

在做私人顾问或教练－咨询师的时候，重要的是从业者和客户（以及提供服务的第三方，例如工作组织）应该对彼此的工作方向和工作结束后想要获得什么达成一致。很可能客户希望有一些行为或表现上的目标，同时也有治疗目标，并且二者相互联系，因此其中一个发生了改变，也会影响另一个。例如，一个客户或许想要在工作上获得提升，然而最终或许会谈到由于童年遭遇虐待的经历所带来的不安全感和对自己的信念等问题。他也许会分析关于虐待经历的感受，探索和澄清那些负面的自我评价，然后再开始围绕工作等更加积极的目标进行。另外，朝向职业目标不断努力工作，或许会赋予他能量，去面对困难和痛苦的虐待经历，也有可能同时围绕两个主题进行工作，这取决于客户自己的偏好以及时机是否恰当。在这样的关系中，"边界"一词看起来并不明显，然而我们建议从业者随时问自己这样一个问题："这是否是我可以做的事情？"并时刻反思自己是否在与客户的合约范围内进行工作。重要的是，时刻觉察客户是否在实现目标的道路上，因为事情会发生变化，当工作开始，可能会有其他的事情占据优先的位置，而基于不同目标进行工作，我们的关系也会随之发生改变。因此，并非仅仅是要在开始工作时考虑到终点，而是要时刻把终点记在心里。我们需要避免掉进从业者永远知道客户想要什么的陷阱。私人顾问需要仔细倾听客户，并时刻思考自己所做的事情如何能够与客户的目标相关。如果这一点不清晰，或是客户在追求另一个方向，也许讨论一下这个问题会比较有帮助。或许客户已经有了一个新的目标，那么很有必要把这个新的目标分享出来。同时，他们也许只是偏离了方向，或是走错了路。他们很难（在没有询问的情况下）完全讲出这些可能性，直到会谈结束填写评估表的时候，而到那时就晚了！

对任务达成一致

这一节内容讨论的是顾问工作由什么组成，以及在会谈之中和之外，客户和从业者应该做些什么来确保目标实现。会谈之中的任务包括客户同意在舒适的范围内尽可能保持开放，从业者同意认真倾听、确认理解、解释任何可能有效的技术、明确指出边界的改变。这就提到了一个很重要的边界，称作"知情同意"（informed consent）。也就是说，所有的技术或流派要尽可能地在客户理解和接受的前提下使用。这不仅涉及伦理的维度，还因为如果客户对流派的应用觉得不舒服，则很难完全投入。研究表明，如果客户知情，感觉舒服并且最终"买账"，那么会谈的结果会更加成功（Duncan et al., 2010）。时机和跟随也是任务的一部分，并且是从业者的责任。走得太快，也许客户会觉得难以接受，走得太慢又会觉得没有得到充分伸展。很重要的是要意识到客户从前习惯的节奏，同时保持觉察，因为节奏可能会发生变化，例如，在生成阶段做实践性和主动性的工作和在再平衡阶段解决深层的问题，二者的节奏会有所不同。同样，重要的是要时刻追踪任务的进度，同时客户和从业者清楚地知道自己进行到了哪里，也就是正在做些什么，以及这些是否有效。或许可以问一些评估性的问题并进行讨论，因为随着工作的进行，灵感和目标都有可能发生改变，任务也是如此。

从业者也需要思考自己多大程度上在指引方向，或者在提供方向的问题上边界在哪里。很重要的一点是，在工作过程中，会经常面临在以客户为中心和直接引导之间做选择，但这并非简单的非此即彼。在这两极之间，有很大的空间和多种方式可以与客户探讨和分担确定目标和任务的责任。需要将边界谨记在心，并知道何时可以讨论和以合作的方式探讨方向等问题。要考虑到"对双

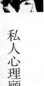

私人心理顾问：咨询与教练技术的整合

方都有利"。一个客户来见私人顾问，是希望顾问能够引导流程、提问题、提供结构、指出问题、提供洞察、设置作业任务等，并且期待自己是一个被动的角色。另一个客户来找私人顾问，一开始就滔滔不绝，希望顾问能够倾听，无论他说到哪里，都能够跟上，并不给太多所谓的干预和指引。无论是哪种情况，开放和合作地探索目标，讨论实现这些目标所需要完成的任务，会帮助双方协商出一种工作的方式，这或许会有帮助，并且能够让双方明确彼此的期待。

对客户问题的观点达成一致

即对客户的问题达成共识，并能够对客户如何看待这个问题达成共识。从业者站在客户的视角看待他们的问题是十分重要的，无论是认知、情感还是体验。除了客户的目标、问题、叙述等，从业者还需要能够倾听客户已有的"概念体系"——他们使用哪种模型或理论（也许是非正式的、隐含的或不知名的）来理解自己、自己的问题和改变的过程。这里我们可以看到，两者之间存在一个非常重要的边界：对那些客户已经很清晰和熟悉的问题进行工作，以及对从业者（从某些理论或模型的角度）已经清晰，但对客户还不清晰的问题进行工作。认识到这个边界十分重要，因为很多时候，会谈产生积极的改变依赖于我们的观点对客户而言十分有道理，或者至少与他们已有的观点相符（Duncan et al., 2010）。例如，认知行为的技术对于已经概念化自己问题的客户而言更有效，因为他们的负面想法或信念影响了他们的感受和行为；精神分析取向更适用于那些认为自己当下遇到的问题与过去未完全处理的重大体验有关的客户。然而，有些时候，也许与客户探索一种新的观点，也是一种积极挑战的体验，很有可能获得一种新的视角、新的洞察或是新的可能性。举例来说，从交互分析的视角，帮助客户分析某种互动方式，看看这种方式对他而言是否很熟悉。我们认为，在转换观点的时候，边界也发生了交叉，客户需要合作，以便维持最好的工作联盟。

私人顾问也需要觉察到很多客户可能更喜欢在某个阶段工作，或许，可以以不同的方式一边概念化他们的洞察和目标，一边概念化痛苦和创伤。然而并非总是如此，如果客户在再平衡阶段工作得很轻松，他们同样会觉得在生成阶段聚焦未来的工作十分舒适。这也许是由于他们对"痛苦"和"希望"等概念的不同观点所致，例如下面的布莱恩案例。从业者在不同的阶段工作时，需要敏感地觉察到可能发生知觉转变和"观点采纳"的时刻。

布莱恩

布莱恩在过去接受了很多次治疗，他的经验让他相信，探索过去的痛苦帮助他获得了很多洞察、自我觉察以及理解了他当下的感受。他觉得这个过程很通畅，也很有帮助。同时，在生活中，他发现，当他寄希望于某个特定的灵感或抱负，并对此投入激情，最终都会感到失望，或者事情发展得十分不顺利。结果，他产生了一种强烈的抗拒，不让自己再经历这样的过程。在他的观点中，设定目标对他没有效果，并且可能导致失望和灾难。然而，布莱恩意识到，如果他想要突破当下这种停滞和一事无成的感觉，他必须要采取一些未来导向的做法。他接受了私人顾问的帮助，因为他想要探索自己的灵感，然而在初始合约中清晰地指出，这对他而言是很难做到的，而且必须要用一种非威胁的方式。他起初在再平衡阶段工作非常舒适，觉得任何进入生成阶段的工作都太过于恐惧。顾问与布莱恩探索这一点十分重要——欣赏他已有的思维框架以及已经取得的改变。终于，顾问可以通过探索他的希望和灵感来进行生成阶段的工作。这部分的工作需要避免聚焦于任何明确的目标，因为这有可能让他变得焦虑，不愿意投入工作。在布莱恩的"模式"中，任何积极改变的机会都会自己出现——"迫使"事情发生将会导致失败和失望——因此在工作中指出这一点十分重要。挑战这样的假设，也是接下来合作式探讨目标和任务的一部分。

从业者在工作中不断澄清自己的理解是十分重要的，因为不确定和含糊地理解客户对问题的观点可能会导致工作的"崩溃"。这可以通过试验性的共情和试探来进行，例如："我来解释一下我是怎么看的……不知道我理解得对不对？"

我们需要持续追踪上文所述的"工作联盟"中的几个元素，这样可以保证客户和从业者之间理解清楚，并且保持一致，无论是共情联结、目标、任务和问题概念化都应如此。这应该是一个持续的和演化的过程，需要双方的合作。我们建议，工作联盟要以更加高效和成熟的方式践行有意义的边界（在从业者和客户双方在这段关系中对彼此的期待的方面），不仅限于时间、会谈频率、地点等内容。它包括了更多微小的边界，在这个框架中，目标是明确的，因为它关系到工作联盟的关键元素，以及有效工作的过程。

与客户签订合约

签订合约在教练或咨询关系中是维持边界的重要部分。它能够让客户清楚地知道会谈可以提供什么，双方可以期待彼此做些什么。这在私人顾问或整合式教练–咨询会谈中尤为重要。因此，我们需要考虑哪些因素呢？

第一个需要考虑的事情是，客户是如何被推荐到这里来的，以及客户对于私人顾问和整合式教练–咨询已经有哪些了解。他们是专程来求助于私人顾问的，还是原本想找的是教练或咨询？

如果客户专门寻找整合式教练–咨询的服务，那么他们的需求已经很明确，也许是他们的问题既有教练的内容，也有治疗的内容。或者，即便他们不认为自己有需要"治疗"的问题，他们依然希望选择具有治疗背景的从业者，因为他们认为这有助于增强工作效果。同样，寻求治疗的客户也很看中从业者具有教练的背景，因为或许在咨询的过程中，会开启更加主动和有活力的话题。

另外，我们也会见到寻求"纯"教练或"纯"咨询的客户。然而，依据我们的经验，很少有客户能很清晰地区分这二者，通常，随着工作的进行，会谈会进入到和一开始不太一样的阶段。这意味着，有必要重新协商合约，让会谈在整合式教练–咨询的方式下进行。

当签订私人顾问合约的时候，客户需要知道这意味着什么。这需要一些口头上的解释和说明，也可以直接让他们签订纸质文档——可以在线填写，也可以是纸质文档带回家慢慢填写。纸质文档的好处在于，很多客户在第一次会谈的时候会有很高的焦虑或兴奋感，因此并不总能够完全理解顾问所提供的所有细枝末节。稍后，当他们不再受到情境（或从业者）的压力时，他们能够以更理性客观的方式来做出恰当的决定。因此，假设客户已经仔细阅读了文件并想要继续，私人顾问的合约中应该包含哪些教练和咨询会谈中不包括的内容呢？

所有的从业者签订合约的方式都有所不同。简单说来，私人顾问和整合式教练－咨询都会有仅属于自己的方式。然而，在整合式教练－咨询的会谈中，需要以非常不同的方式进行工作，这需要在开始提前告知，因为客户也会感觉到阶段的变化。举例来说，再平衡阶段会涉及深层的探索和反思性工作，例如解决内在冲突、探索过去的体验和将洞察发展成思维的过程以及不合理信念等。正如之前所说，我们要把节奏放慢。另外，生成阶段会聚焦于积极改变，设定目标，制订行动计划，利用优势，发展更多适当的思维和信念。这就需要节奏快一些，更加有能量，通常也动力十足。

不同阶段的边界也十分不同，这需要在初始的合约中解释清楚。举例来说，当进行治疗性的工作时，也许有必要每周预约一次会谈，因为工作内容可能强度较大。在这个过程中，我们通常不鼓励在会谈之间联系，这样客户可以有足够的时间来处理新出现的信息。然而，当在生成阶段进行工作的时候，或许会谈的频率不需要那么频繁（也许两周一次或一个月一次），但一次会谈的时间可以长一些（也许一个半小时或更长，取决于谈话的内容）。很多从业者在这个阶段的每次会谈之间会签订合约（通常使用邮件沟通），因为这可以帮助他们保持对目标和行动计划的动力和承诺。所有这些都需要在开始阶段被客户理解和同意，否则由于缺乏澄清而导致边界模糊，可能会带来迷惑甚至不安全感。我们认为，边界可以有一定的弹性，只要确保：

· 客户清楚开始以及在整个工作过程当中自己处在什么位置；

· 他们理解边界改变的目的和原因；

· 你具有他们的知情同意书。

88

当从业者与客户签订的是"纯"教练或咨询的协议时，也许可以告知他们，有时候自己也会以私人顾问的身份工作，需要解释这个工作都包含哪些内容。这并非表明他们计划将工作直接转向整合式教练-咨询的方式，只是指出有时候二者会互相影响。有时候，可以简单地告诉客户，往往一些人来的时候带着一些问题，结束的时候又想要谈另外一些问题，这是很常见的现象，如果发生，需要进一步详细探讨。在开始的时候简单地谈及一下这个问题，可以让客户了解其取向和背景，以及受过双重训练的从业者可能会如何工作。这也可让他们准备好面对任何变化。如果有必要——在某些时刻——可详细讨论还可以做一些什么，可以参考上面所指出的内容。当提出初始合约中不包含的内容时，需要让客户充分理解并能够提供知情同意书，同时不让客户感觉到压力或被压迫。

评估

从业者进行评估的方式有很多种。因此我们也并不想让他们受到我们所推荐方法的限制。举例来说，一些咨询师不会使用正式的评估，因为他们不想在进行会谈之前对客户有预设。另外，其他的一些从业者会很仔细地进行评估，利用这个机会来获得尽可能多的信息，因为他们认为评估的过程可以直接帮助到客户，并且认为它能够更好地帮助其应对风险。在从业者如何选择评估方式这个问题上我们并不采取任何立场。有些人喜欢做详细的评估，有些人完全不做评估。然而，受到两方面（教练和咨询）训练的从业者通常会询问我们对于评估的要求，因为两者的客户人群十分不同。看起来，在私人顾问中，同样需要面对咨询情境中收集治疗信息和潜在风险的问题。

那么，如果要进行详细评估，评估中应该包含哪些内容呢？过去和现在的精神问题、自杀倾向和念头、用药、暴力、过去和现在药物滥用问题等，这些都是很关键的内容。同样重要的是客户的全科医生，或其他相关专业人士的信息，因为如果需要进行保密释放，则有必要知道该告知谁。理想的情况下，这是一个内容丰富且灵活的文档（不同于仅仅是选择和填空），需要花一些时间来进行，这不仅有助于风险管理，也能够帮助从业者和客户看到接下来需要谈的问题。

此外，很多教练有一些表格，在会谈开始前提供给客户，为的是能够简单了解客户当前的状况和问题，怎样看待自己，他们的优势、资源、环境、妨碍因素等。这样做的目的是提升洞察和激发动机，同时也为发展工作目标提供了起点。教练中的这些工具和技术在私人顾问中同样适用。在第九章中我们会详细介绍。

与组织签订协议

与组织签订协议通常比较复杂，并且协议内容取决于组织对从业者的期待。它通常需要覆盖到参与工作的双方、从业者、报酬提供方，以及谁需要负责什么内容等，同时也要包括多大程度的信息或反馈内容（如果有的话）可以释放给哪些人。最后这点需要十分谨慎地处理，特别是涉及第三方（例如雇主）的时候，从业者有时会陷入两难的境地，思考到底谁是客户的问题——究竟是付费的雇主，还是与从业者面对面工作的员工。通常，客户是二者的结合。从业者需要在开始确保所有相关人员在关于信息释放和提供反馈的内容方面进行协商、澄清，并最终达成一致，让客户清晰地知道保密的界限，避免后面产生困惑。比如说，需要向组织报告客户是否来参加了会谈，如果缺席，需要从客户的工资中扣除费用。另外，组织也需要明确地知道自己从教练方面要获得什么。例如，和新上任的高管进行工作，帮助他们建立威信，或是改善他们的沟通及领导（管理）技能。不同的组织对于教练反馈以及目标实现程度等信息的需求有所不同。评估干预是否成功的方式也有所不同。然而，在开始澄清和"认可"在什么阶段可以和谁沟通哪些内容是非常关键的。

或许有必要向组织解释在服务中包含治疗元素的理由是，让客户能够探索过去的行为和模式，（例如）这些内容可能影响积极表现，且不在反馈信息的范围之内。我们知道，很多从业者会担心为组织提供"治疗"干预可能会导致他们失去合作机会。或许他们认为企业领域需要干脆利落并具有明确的商业界限。也许现实的确如此，然而我们认为，这取决于怎样呈现工作内容。那些对自己的工作如何呈现（保持清晰的商业界限）十分清楚和专业，并给出有说服力的理由说明自己所选择的方法的从业者，获得成功的概率非常大。最近我们发现，我们签了很多教练服务的合同，正是由于我们的工作中有治疗的元素。

结论是，我们需要记住，每个人都有不同的咨询、教练、教练－咨询的取向，以及相应的边界。不用说，不同取向的不同工作阶段之间的边界也会有所不同，这取决于咨询和教练的导向、工作方式的偏好、客户的喜好以及问题的内容，并且从业者选择的工作方向和不同阶段之间转换的方向也会有所不同。一些从业者根据客户当下所处的位置使用私人顾问模型，而另一些人可能更直接地鼓励客户从一个阶段进入到另一个阶段。这一章，我们尝试探讨了我们认为很重要的议题，并提出了一些关于安全、伦理和边界处理等问题的指导原则。我们希望，私人顾问可以用不同的方式将边界应用于自己的实践当中。底线是，无论私人顾问如何应用边界，重要的是，在整个过程中要保持清晰并采取与客户合作的态度。

第八章

私人顾问个案流程

　　我们通常用案例研究来说明在这个过程中进行阶段转换时，从业者和客户可能出现的问题。本章提供了一个与某客户第一次会话的详细描述，以及与另一客户多次会话的研究。举例说明了在私人心理顾问过程和各阶段转换时应作出怎样的选择。本章为以一种协作和灵活的方式应用模式的各个阶段提供了清晰的指导，这与两个学科有效性的证据基础相一致。

本书的写作目的包括介绍什么是私人顾问，以及为什么我们认为这是一种有效整合咨询、治疗和教练的工作框架。我们已经探讨了这个框架可以应用于很广泛的议题。当然，没有比观察更好的方式来学习这种工作方式。当我们在教授私人顾问的时候，我们会示范私人顾问的工作框架，有时会找一些志愿者来演示，以便让学员更好地见证在私人顾问工作中可能遇到的问题。

出于同样的原因，我们选择介绍两个案例：玛格丽和凯蒂，希望这样可以让读者直观地感受到在私人顾问工作中需要做些什么。玛格丽的个案在第一次会谈中就涉及了深度觉察，凯蒂的个案提供了私人顾问总体的工作方式，该个案进行了9个月。

个案学习：案例一

玛格丽——第一次会谈

玛格丽在政府部门工作，最近，该部门由于新政策的推出，正在进行重大改组。为了应对这个变革，部门为员工提供了教练服务，并为他们提供了可选择的教练名单。她表示，她选择自己的教练是因为她希望（除了教练之外）可以包括治疗的元素，因为她感到对自己专业发展规划不确定，导致自己处在极大的压力和焦虑之中。在浏览了所有教练的介绍和他们所使用方法的取向后，她认为私人顾问的模式更适合她的需求。

与组织签订的协议中规定，会谈的内容要完全保密，并没有规定客户应该主要谈哪些话题。从业者对组织的责任仅仅是汇报客户是否出席了会谈，如果缺席，客户同意补偿经济损失。服务的时长为每次会谈一个半小时，在三个月期间进行三次会谈。玛格丽选择在我家里进行会谈，在那里我每周会开展一个私人的实践活动。在第一次会谈前和结束后都需要填写问卷和评估表，以此来评估有效性和特定领域的进展（由客户选择），并为未来的工作提供方向。

在第一次会谈中，玛格丽花了很长时间讲述她的故事，并描述了许多问题如何此起彼伏、互相影响。在私人顾问工作框架的第一阶段（真诚倾听），我尽可能减少我的回应，因为我想要真正关注到她，并给她足够的空间来表达自己的情绪和认知，和她建立信任和良好的关系。我特别注意觉察她在讲述的过程中轻微的冲突点，以及她在工作／生活平衡问题上的行为表现。她非常坚定地表示，她想要找到自己在家庭中（丈夫和三个孩子）合适的角色，这是她一开始优先谈到的问题。然而，她的肢体语言和面部表情传达出，这也许不是全部的真相。同样，关注于她的认知交流（思维过程和信念）也揭示出一个无论是在工作还是家庭中都根深蒂固的价值观。这些价值观也与她和顾问工作时的行为相呼应，在会谈的过程中，她总是在不停确认自己所做的事情是否是正确的："我是不是太啰嗦了？我说的你能理解吗？我不想浪费你的时间。"她似乎想要尽自己最大的可能来做一个好客户。

尽管有很多需要挑战的问题，然而这个阶段更重要的是允许她讲述，看看这会将她带到哪里。我在这里进行任何干预，都可能会决定会谈的方向，但这对她也许正确，也许不正确。并且，这个"倾听时间"也让我有机会在不同层面清晰地把握她的情况。我听到她对于过去发生的事情的评价，对于那些能够平衡她的感觉、认知和行为的事情的评价，并且理解她的世界观。从私人顾问的角度，我处在坐标的"与客户同在"一端。在关系一开始，玛格丽处在"现有模式"的一端。而在关系坐标上，我们处在"深层"和"表层"之间，偶尔会深入一些，因为玛格丽在"试探"她可以在多大程度上信任我。

在一个半小时左右，很自然地过渡到第二阶段（再平衡）。这里有一个很长的暂停，玛格丽看着我，说道："这或多或少……你怎么认为？"我回应说我可以看到发生了很多事情，她看起来被某些复杂的情感所纠结（恐惧和感到被困住），结合她在工作中的不确定，联系到了她童年时期所感受到的焦虑。我将这些情绪和她的评估问卷进行了对比，对"为什么你选择在这个时间做教练？"这一问题的回答是："这个改变让我觉得'困在牢笼中'——害怕面对挑战和更多的改变，担心自己在职业上没有发展。"

根据她在会谈开始时表达的感受（语言的和非语言的），以及初始问卷调查中的信息，我们可以在更深的层次上探索她的故事。恐惧似乎是压倒一切的情绪（或许已经盖过了其他不那么强大的情绪）——恐惧未知，恐惧挑战，恐惧承担风险，恐惧家人担忧，恐惧不能发挥自己的潜能。我观察到，恐惧似乎"无处不在"，并猜测生活在恐惧中对她而言是什么样子。她谈到了自己的支持系统：家庭成员；尼日利亚的亲戚（母亲、姐姐、哥哥）；同事和工作伙伴；当地教会的朋友。这些她所在意的人可以帮助她应对眼前的问题。我尝试着提醒他，她在初始问卷中提到自己是"强壮"的，想知道她在多大程度上认同这一点。她回应说，她认为自己是这样的，因为她母亲经常认为她"强而有力"，她很认同这一点。她说，她童年在尼日利亚长大，经历了很多的磨难，由此磨砺出了坚强的性格，然而她很快地转移了话题，看起来很不舒服。

我温和地说："我感觉有一些你不太想在此刻谈的事情。"

她点了点头，沉默了一阵儿，然后说道："很难把恐惧和强壮的感觉等同起来。"

我说我非常理解："我能够感觉到，这很令人困惑，或许增加了你所提到的焦虑感，因为这种冲突的情绪，你可能会觉得失去了你真实的自我？"

她很快地点头："就是这样！我知道我很强壮，但恐惧感让我麻木，最终也不知道该做些什么比较好。"

在这个交流的过程中，我们的关系在坐标上向着深度的方向移动（也许是因为共情式沟通），尽管我感受到玛格丽并不希望走得太深，因此表现出一些沉默和焦虑。在客户的坐标上，她在探索她的"现有模式"，但她表示正在思考"做"些什么，或许能够专注于"新兴模式"，尽管她并不知道可能会是什么。在从业者（顾问）的坐标上，我依然沿着"与客户同在"的模式，但在考虑初次会谈接下来的时间或许可以看看她是否想要转移到更"主动"的模式。这是由于她并不想过于深入地冒险，因为她在问卷中提到了一些实际的目标，我认为有必要在此刻进行讨论，这样我们能够清晰我们总体的目标、她想要从会谈中获得什么，以及我怎样做可以最好地帮助到她。

我提示她还有35分钟的时间，出于以上原因，询问她是否愿意进入到更主动的阶段（生成阶段）。我明确地告诉她，这是她的选择，如果有必要，我

95

们也可以在接下来的会谈中回到更具有治疗性的工作方式。她同意这样做。她认为谈论她的情绪和恐惧以及她的故事非常有帮助，然而她也希望在结束会谈时，能够围绕她的需求带来一些切实可行的东西，以及接下来在职业发展方面可以怎样做。在她讲述的时候，我又回到了真诚倾听的阶段，确保我真正在关注她，并且确认她所说的内容是否和肢体语言相匹配，以及我们在此刻的工作方向上是否正确。

我们回到了调查问卷上的内容，她希望教练可以帮助她走出克服恐惧的第一步，释放她的潜能来提升表现和发挥潜能。我说，这是非常清晰的目标，并使用了阶梯技术（laddering technique）来引发意义和目的（见第九章）。

我问她："如果你能够做到克服恐惧和表现出自己最棒的样子，对你而言意味着什么？"

她思考了一会儿："那么，我猜这意味着我的工作表现会很好……我会在重组期间表现得很好。你知道，参加工作申请，面试。"

"非常好，"我说，"如果你能够改善工作表现，以积极和自信的心态参加招募流程，对你而言意味着什么？"

"那我就解放了！"她说。

"解放！这是个很大的词，"我微笑着说（反映出她传递出的积极的和有力量的信息），"如果你解放了，对你而言意味着什么？你会有什么感觉？"

她毫不犹豫地说："我会很平静，感觉有能力，并且自信。"

我告诉她，我认为这非常重要，因为她已经意识到并描述出了我看到的"更高层次"的目标。她的行为目标是改善工作表现，并能够控制恐惧感，然而重要的是她明白自己实现这一切的真正目的。感觉平静、有能力和自信是玛格丽真正想要的目标，这很令人兴奋，因为它能够让我们的工作更聚焦于围绕真实的目标进行。

接下来，我们开始思考我们（在会谈中）以及她自己（在会谈结束后）如何

私人心理顾问：咨询与教练技术的整合

能够开始将其落实到实践中。她希望在后续的会谈中将工作聚焦于减少或消除恐惧感，或者至少让它们合理存在。我同意这是我们可以做的事情，并且想知道她是否真的准备好开始一小步，因为她在沟通关于恐惧的事情时，将其看作是她完全无法控制的事情。我询问过去有什么能够帮助她感觉平静、自信和可控。

"就是去做，然后告诉自己我可以做到，提醒自己我曾经克服过恐惧……和那些亲近的人保持沟通，这样可以经常听到他们告诉我我很强壮——而不是孤立自己。"

我提出，也许她比我更知道这个问题的答案，她笑了。我问她，这是否是下次会谈前她希望能够落实到实践中的事。我也询问她是否在实践层面（找工作、申请等）可以帮助她更加具体化。她说她已经投了一些简历，然而还没有去看回复。我在想如果她开始做这件事后，会有什么感受。

"当然会很好，"她说，"一旦我开始思考，我会感觉更加积极正向。"

我询问她会做些什么来保持动力，她说她同意生产线经理的提议，每天花一个小时的时间用于申请工作。她说，有一个这样的约定可以让她保持住状态并感觉得到了支持。

在生成阶段，我开始转向了更主动的模式，并开始采取"与客户一起做一些事情"的方式。玛格丽似乎也稍稍离开了现有模式，并且在鼓励下开始朝向"新兴模式"移动。在谈论切实可行的目标以及可以开始做些什么来实现目标时，关系轴更接近表层。在她开始看到自己的境况后，她的认知也发生了改变，尽管很难，但这个挑战是她可以克服的。在认知层面，她开始思考和相信她可以表达她的恐惧，她在会谈中的行为也变得更加放松和鼓舞。她也认识到她可以做的事情，以及这会如何影响她的思维模式和感受。

在距离结束还有5分钟的时候，我提议回顾一下整个会谈过程并思考有哪些洞察，与开始前相比她此刻有什么感受，并思考一下接下来的工作方向。

她认为，这次会谈对她是一次宣泄。她能够释放出一些困惑和混乱的情绪。让她表达恐惧感帮助她明白了一些事情，尽管她认为还需要再围绕这个问

97

题的起源做一些工作。她说，她感觉重新找到了自己的力量，更清晰了她的目标并打算制订计划实现目标。

这个回顾非常重要，因为这能够确保我精确地把握她怎样看待问题、目标和策略——以及我们仍然"一致"。在这个过程中保持合作也是十分重要的，这样任何未来的方向对她来说都是有意义的，因为她想要通过我们在一起的工作实现她的目标。准确的理解可帮助我们更加投入，并且在更深的共情层面进行沟通。我感觉我理解在会谈即将结束时，当再一次回到"真诚倾听"阶段时她细微的差别。我相信，这有助于巩固我们的关系，因此也为接下来的会谈打下了重要的基础。

个案学习：案例二

凯蒂——工作综述

凯蒂，女性，27岁。由咨询师转介而来，她选择了具有教练经验和资质的顾问。她最近刚刚和男友从苏格兰乡村地区搬到伦敦。最初她提出的问题是关于当前的这段关系（她的男友曾使用毒品，目前已戒毒，然而依然有一些精神和身体健康问题）。她还想要理解和管理自己的愤怒情绪，因为这在很大程度上困扰了她的生活。在第一次会谈中，她也提到了想要解决职业生涯的问题。在搬到伦敦之前，她在一家社区养老院做护理工作。她有专业的资质，但在过去几年她经常搬家，而在很多地方工作机会十分有限。在这里，我们谈论到了她希望从治疗中获得什么，她说希望问题和困难能有所好转，也想要在职业上有所发展。事实上，她认为二者之间是有联系的。凯蒂谈论的这些问题听起来好像整合式教练-咨询取向可以帮到她。于是，在讨论过后，我们的协议是私人顾问的模式更适合她的问题。她同意将治疗和教练话题同时进行，每周进行1小时的会谈。

由于一些会谈内容至少包含了治疗干预（再平衡）和教练（生成）两个阶段，所以很有必要澄清期待和边界。我们达成共识，两次会谈之间的接触需要和教练相关（例如她给我发自己的个人简历）。在私人顾问模型的几个阶段之间如何转换也需要非常清晰，由于边界不同，这一点显得尤为重要。同样重要的是回到真诚倾听阶段，确保每次方向转变都是合时宜的并且是双方合作的结果。

凯蒂最开始选择探索她的愤怒，同时探讨她的职业发展。她说她喜欢同时聚焦两件事情，因为这样她不会不知所措，能够在她可以接受的节奏下进行治疗性的探索。她非常实际，在生成阶段，很快就找到了清晰的目标。她数学非常好，想要在银行业找一份工作，因此她为自己制订了清晰的计划。在生成阶段的工作帮助她提升了自尊，在真诚倾听阶段受到的关注也稳固了顾问和客户之间的关系，并建立了信任。所有这些都有助于引导她在再平衡阶段进行较为困难的工作。

在第三次会谈中，她提到自己在12岁时曾经被父亲性侵。她的父亲已经去世，她对父亲的感觉十分矛盾和迷惑。一方面，她很爱父亲，他经常对自己给予支持和鼓励，从某些方面而言他是一个好父亲。在凯蒂10岁的时候，母亲离开了，父亲独自撑起了整个家庭（她有两个姐姐）。另一方面，随着她不断长大，她意识到父亲的所作所为是错误的，他"夺走了对她而言非常重要的东西"。复杂的是，父亲去世让她体会到了丧失感，同时也让她觉得，她再也没有机会和他讨论他曾经的侵犯行为。她觉得，就好像他已经给自己定了罪，终身都会带着这件事和这种感觉生活。此外，她感觉到了"巨大的愧疚感"。父亲对她"特殊"的关照，以及在父亲侵犯过程中她的性唤起令她感到肮脏和羞耻。

我非常谨慎，凯蒂只想稍微探索一下这个问题，她想要在自己可控的程度上来进行工作，否则她会觉得不安全。通常，会谈一开始会从关系坐标的"表面"层开始（简单聊一聊从上周到现在她都做了些什么），然后我们会尝试进入真诚倾听或再平衡阶段，这取决于谈论的内容。在这个时候，会谈会在关系坐标上向"深层"方向移动。在她探索侵犯这个事件的想法和感受（过去和现在）时，很重要的一点是让她自己控制会谈的深入程度，保持在她可以接受的范围内。我很注意我们关系中的移情和反移情。有些时候，她将我视为一个"父母"的角色。感受到这一点，有些时候我也有强烈的想要养育和照顾她的感觉。即便是在两次会谈之间，我也曾幻想自己邀请她来家里做客……我觉得有必要指出移情并做一些处理，我需要寻求督导来确保我能够保持恰当的边界。很显然，这是最为重要的事情，因为她很信任的父亲以很糟糕的方式侵犯了界限。她想从我这里获得温暖、接纳和非道德评判，但同时我也要和她保持明确的边界。

在这个过程中，凯蒂在探索她的"现有模式"，而我大部分时间在从业者坐标的"与客户同在"一端。她大概花了3次会谈的时间探讨侵犯事件，这样可以更好地理解它。然而，在这个过程中，她意识到，如果能够在情感层面接纳所发生的事情（性侵），比认为自己在这个实践中也扮演了一个角色——同时还伴随着情绪——更容易接受。于是，这便成了未来会谈的主题。

凯蒂体验到了很大的自我厌恶和反感情绪，因为她觉得父亲选择她作为目标，一定是因为自己某种程度上纵容了父亲，这是她的错。她尤为感到羞耻，因为她很"享受"父亲的关注，并且也感受到了性唤起。我的终极目标是帮助她将这些体验整合到她能够接受的程度——然而做到这一点，必须要先将当下的凯蒂与那个12岁的小女孩分离。我鼓励她从一个他者的视角来探索性侵事件，因为她深深地卷入到了自己在这个事件中的角色。于是，我和"当下的凯蒂"进行工作，建议她以第三方的角度指导"12岁的凯蒂"。我十分坦诚地表达了自己的观点（以及社会大众的观点）：一个12岁的小女孩可能会答应什么样的要求。这部分工作花了一些时间，我使用了理性情绪行为治疗（Neenan & Dryden, 2000）的ABC模型帮助凯蒂与她关于性侵事件中自己的角色的核心信念辩论：

"你说你相信12岁的凯蒂要对此负责，因为她纵容了父亲。你觉得12岁的凯蒂和成年人相比有多大的力量，尤其对方还是她的父亲，对她有终极的权利？一个12岁的孩子有多大的能力做一个可能会影响她一生的决定？"

这个工作十分艰难。凯蒂在认知层面可以接纳是父亲滥用了自己的力量，然而在情感层面，她仍然认为她自己是有错的。我鼓励她权衡一下支持她信念的证据。我用温和而坚定的面质"一点一点"地传递我的信息。凯蒂需要用她自己的节奏来进行工作。

几次会谈过后，她告诉我她在地铁里看到一个12岁的小女孩背着书包。凯蒂说："她看起来很小，很无辜，很脆弱——我意识到她和成年人比起来是多么没有力量——无论是身体还是情感上。"

这是治疗的一个突破，因为这意味着凯蒂可以开始重构自己的信念。终于她可以做到整合、接纳并照顾那个"12岁的凯蒂"。

这也使得凯蒂从这个问题中解脱出来，能够开始关注其他的问题。她仍然想要针对自己的亲密关系进行工作，但希望能从自信的角度切入。此外，她十分想开始新的职业生涯。我们在最初的访谈中提出的计划已经有了成效，她获得了几个面试的机会，只是每次都不成功。"12岁的凯蒂"和"当下的凯蒂"的整合，增加了她应对失败的韧性。她的愤怒有所消解，她也感觉自己可以控制自己的生活。这意味着她对于面试结果的态度更加实际，与之前的焦虑想法截然相反，"我都是装的，他们一眼就能看穿我——他们会看出我有多水。"

凯蒂最终获得了两个职位，并且都是一般人难以进入的领域！她有时会发现自己在遇到压力时又回到了旧的信念当中，但她学会了识别出这个模式，并且知道如何挑战自己的信念。

最后一部分生成阶段的工作对我和凯蒂而言都充满了动力和灵感。她沿着客户坐标向着"新兴模式"移动，而作为专业人士，我也开始更多地和她一起"做"一些事情，而不是仅仅使用技术和工具来帮助她制订计划达到她的目标。这包括帮助她探索和强化她所具有的优势和资源，同时发现她之前没有意识到的优势和才能。这帮助她准备了更好的简历，并在面试中更加自信。在此过程中时有间断，于是我们进行到了支持阶段，帮助她巩固我们已经做的工作和已经克服的障碍。这部分工作包括偶尔挑战浮现出的那些对自己的负面想法和信念。她的亲密关系问题依然存在——她伴侣的健康问题十分严重并且在不断恶化——但她重申了自己对关系的承诺，同时也很清楚这会很艰难。

在这个过程中，我们经常会回到真诚倾听和再平衡阶段，例如在她父亲生日和忌日的当天。她最终意识到，对她而言"接纳伴随美好而来的糟糕"是很重要的，并且对于她深爱的，但又伤害她的亲人离世体会到丧失感也是恰当的反应。最后这种观点意味着凯蒂可以继续她的人生、她的关系以及她的新工作，不需要被她的童年束缚。

我们希望，这些案例能够让读者受到启发。我们认为，"目睹"一次会谈或会谈的一部分，可以更好地看到在客户和从业者想要从一个阶段进行到另一个阶段时，需要做什么样的决定。当然，其他流派的从业者可能会以不同的方式使用这个模型。同样，其他人可能会选择不同的教练技术。这也使得这一模式十分灵活，对每一位专业人士而言都是独一无二的。它也鼓励个体创造性，也就是说，它的框架可以根据从业者和客户的偏好进行调整，而非要求从业者和客户去适应模型本身。这能够让私人顾问工作保持一致性和真实性，而非机械而严格。

无论是教练还是咨询，都有一个底线，即所有的工作都要在合作的基础上进行。客户需要能够选择工作的方向，而这也需要在目标、任务和其他的概念、技术或流派上达成共识。因此，从业者需要了解客户的世界观、他们的问题和工作流程（详见第七章）。

第九章

整合其他概念、技术与流派

　　本章探讨如何将来自其他方法的各种技术和概念纳入私人心理顾问的框架。我们用举例和简短的个案研究来说明论点；详细讨论了可纳入私人心理顾问模式特定阶段的具体技术和方法的例子。文中还讨论了该模式可作为整合其他方法和概念架构的首要框架。

导论

在这一章中，我们想要展示私人顾问模型的灵活性，并说明来自不同流派治疗背景的从业者如何使用这个模型。它可以让专业人士在再平衡阶段以惯常的方式进行治疗工作——无论他们是纯粹使用某一流派，还是采用整合或折中方法。同样，任何流派的教练也不需要去调整自己的工作方式来适应生成阶段。因为这个模型可以被有效地应用。

然而，如果从业者愿意，私人顾问模型也提供了整合其他概念、技术和模型的方法。在我们的培训中，这样的情况很常见。接受培训的人来自各种不同的治疗或教练背景，接受过不同种类和级别的培训，他们都有丰富的经验、知识和技能可以分享。从业者可以自行选择在多大程度上接受不同的工作模式，然而我们鼓励专业人士尝试在自己认同的价值观和哲学观基础上，将不同的概念、技术或流派整合到私人顾问的模型中。

作为整合取向的顾问，在推广整合模式的时候，我们鼓励专业人士对顾问工作的方式保持开放的心态，因为这样能够让他们在这个领域持续成长和发展。然而，我们认同，对某个选择的流派保持自信和信念（并且可以很好地应用于客户），对于成功而言十分重要（Duncan et al., 2010）。因此，整合其他概念和流派时应该平衡考虑从业者的信心以及将其他流派结合私人顾问模型使用的能力。

我们选择了一些概念、流派和技术来说明如何将它们整合到私人顾问的工作框架中，以及我们认为它们最适用于哪些阶段的工作。当然，每个从业者对于适用性和使用的时机都会有自己的理解，更重要的是使用这个模型的工作者感到舒服，而不是刻意尝试去适应某个自己感觉不是很适应的流程。同样，我们也只选择了一些我们认为比较契合的概念、流派和技术。我们并非想要全面涉及所有流派，只想提供一些例子说明其他流派和技术如何有效地与私人顾问模型进行整合。

私人心理顾问：咨询与教练技术的整合

104

再平衡阶段

从真诚倾听阶段到再平衡阶段的转变通常会很自然地发生。客户谈论了自己的经历，然后在某个时刻（每个客户会有所不同）给顾问某种信号，想知道接下来会发生什么。在真诚倾听阶段，顾问的注意力聚焦在客户身上。他们一直在倾听和观察，以便能够更好地理解客户所传达的信息，并尝试和他们建立良好的关系，获得客户的信任，在关系稳固的基础上才有可能安全地进行接下来的工作。当工作转换到再平衡阶段时，涉及澄清故事中的某些顾问还不清晰或是迷惑或是矛盾的内容。这也给顾问提供了机会去尝试了解客户的世界观，并通过表达对客户的理解来强化共情联结，同时寻找客户或许没注意到的优势和资源的线索。

根据从真诚倾听阶段和再平衡阶段的第一部分中浮现出的内容，有一些概念框架或技术可以在适当的时候选用。

马兰领悟三角模型（Malan's triangle of insight）

在再平衡阶段，有很多方法可以帮助客户在当前和过去的经验、感受、想法或行为之间建立联系。对"模式"的洞察可能非常有用，因为它可帮助客户从更广阔的视角来看待这些经验。这可能是客户对自己在事件中扮演的角色承担责任的前兆，而这些或许至今仍在扮演的角色导致了事态的发展。当有证据表明某事不断发生的时候，很难采用和保持"可怜的我"的态度。

马兰（Malan, 1979）的领悟三角模型十分有用，因为它简单地说明了各种关系之间的对等——"这里"与治疗师之间的关系、与当下"那里"的关系以及与"曾经"过去的关系。客户在过去形成的模式很可能在当下继续保持，并且在客户–治疗师的关系中重复出现。这与私人顾问模式的维度非常吻合，因为它明确地允许从业者聚焦于它们与客户之间的关系（关系坐标），也鼓励客户思考他们现有的模式（见图9-1）。

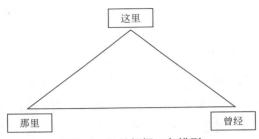

图9-1 马兰领悟三角模型

从业者可以参考这个三角模型，帮助客户找到两者或三者之间的关联。例如，客户在"这里"与治疗师的关系中表现出不耐烦，也许在咨询室外的"那里"也是如此，并且也许会开始看到这一模式过去的历史——"曾经"。或者，一个"曾经"或当下"那里"体验过惊恐和焦虑的客户，或许会选择与治疗师在安全的"这里"尝试一种克服它的新方法。这样，"这里"的关系可以让客户学习并理解，然后带到"那里"的当下。

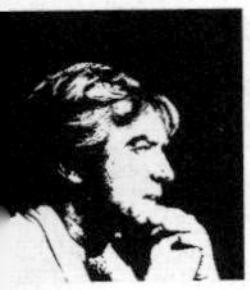

自我概念

再平衡阶段是帮助客户发展和强化对自我的理解的非常好的机会。在这个阶段的领悟能够对客户产生即刻的影响，启发他们如何理解自己。这种自我觉察在进入生成阶段时也非常有用。自我概念（self-concept）（Rogers, 2003）允许客户探索和整合他们认为的自己（自我概念）与他们想要成为的自己或应该成为的自己（理想自我, ideal self）以及他们真正的自己（现实自我, real self）。

图9-2和图9-3说明了自我概念、理想自我和现实自我之间一致性越高，一个人的功能越完整（见图9-3）。而当这些自我之间存在较大的不一致性时，一个人的功能就会受损（见图9-2），并体验到较高水平的焦虑和抑郁。

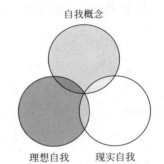

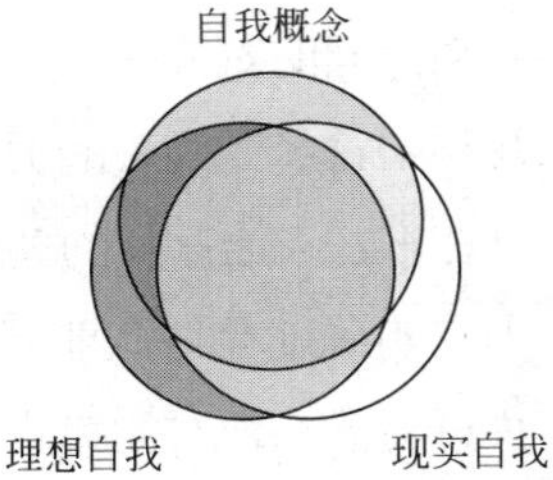

图9-2 自我模型：功能受损

图9-3 自我模型：功能完整

有些时候，在某两种自我之间一致程度很高，但和第三种差异很大。例如，一个人的现实自我与他们认为的自我（自我概念）相一致，但这并不是他们想要成为的自我（理想自我），因此图中的圆圈位置也要相应地调整。

有很多种方法可以帮助客户提升对自我的觉察。然而，一个有趣的动力方法是做以下练习。

拿一张纸和一支笔，邀请客户：

· 列出一些他喜欢或崇拜的人具备的特质，可以是他认识的人、历史人物，或书中、电影中的人物；

· 从他人的角度描述自己具备的特质。可以是很熟悉他的人，或是喜欢他的人（如果作为"家庭作业"的一部分，客户可以让那些人来协助自己完成这个部分）；

· 自己描述自己的特质。

第一条可以用来生成理想自我，第二条是现实自我，第三条是自我概念。一旦完成这三个清单，可以把它们放在一起进行对比，看看是否一致。客户可以自己看出这之中的差别，同时也会让他们看到自己的哪些部分（思维、行为、感受、反应等）是他人注意到而自己没有意识到的。这或许可以帮助他们理解为什么有时候他们会表现出意想不到的行为，或者做出不符合自己期待的事情。例如，某人认为自己很冷静，但通过某一次脾气失控，或许他会发现，有些关系很近的人形容他"好斗"或"易激怒"。当与其他人的评价相比较时，需要记得，有时候这些评价有误，或是带有偏见。他人的视角有助于探索"现实自我"，但也并非总是正确的。自我觉察和随之而来的自我概念评价，可以帮助客户找到表达愤怒的情境、他们的感受，以及选择什么样的方式来应对它。

埃里克森心理发展阶段

埃里克森的心理发展阶段理论用简单的概念说明了自我认同、人格（personality）以及形成它们的人生阶段。它很好地契合了私人顾问模型的再平衡阶段，因为这一阶段非常关注客户的现有模式（客户象限）并帮助他们理解这些模式是在哪个人生阶段如何形成的。这可以帮助客户提升关于自身行为模式、人格和身份认同的觉察，并理解它们对当下生活的影响。在帮助他们理解自己的同时，也可以更好地理解他人，以便于处理和解决与他人的冲突。

简单说来，埃里克森（Erikson，1968）认为，人的一生会经历几个阶段。他的理论（来自美国本土的田野研究）将人的一生划分为8个"心理社会危机阶段"（psychosocial crisis stages），这些阶段会影响每个人的人格发展（见表9-1）。每一个阶段两种对立的情感会产生冲突，个体需要在该阶段成功解决冲突达到平衡。如果没有完成平衡的任务，就意味着个体发展倾向于对立情感的某一端，因此会导致接下来的人生阶段出现情绪、心理和行为方面的问题。例如，一个婴儿在人生早期经历了一场创伤，比如失去父母，而他还没有建立起信任和不信任之间的平衡。他可能会倾向两极中的某一端，而产生明显的问题。同样，未完成勤奋对自卑阶段的任务，也会导致过分看重工作/学习或麻木和无用的感受。

在再平衡阶段，从业者可以帮助客户重新回顾这些没有充分修通的阶段，或没有达成平衡的阶段，让客户纠正这些问题，或许可以从情绪"包袱"中解脱出来继续前行。

从业者可以鼓励客户探索这些决定、行为模式和应对策略的意义，以及在当时为何是合理或必要的，然而随着时间的推移，也许它们不再必要。比如说，青少年利用自我贬低（self-deprecation）和批判来转移他人的不认可，然而他们会发现，在青春期很有效的应对方式，到了30岁的年纪便不再有效。此外，从业者可以鼓励有信任问题的客户想一想这是如何产生的，以及需要发生些什么可以让事情变好一些。或许可以探索一下什么样的假定导致了"深度信任"或"深度不信任"，以及目前它多大程度上是有效的。如果回到当初问题发生的那个人生阶段（也许个体经历了没有被哺育或是被忽视），你会有什么感受？现在会有哪些不同？客户最理想的信任是什么样子？如果冒险做到这一点，会涉及其他哪些因素？从业者可以鼓励客户在与自己的关系中选择信任，作为一个安全的起点，以此为开端发展一种平衡的信任和谨慎关系。

表9-1　埃里克森，心理发展阶段

阶段	危机	重要事件	结论
婴儿期 （0～18个月）	信任与 不信任	哺育	儿童需要建立信任感，抚养人要满足他们的基本需求并提供养育、爱、依靠、关怀和情感。这些需求得不到满足，孩子在成长过程中会形成对世界的不信任感
儿童期 （2～3岁）	自主与害羞 （或怀疑）	如厕训练	小孩子需要发展独立感和自主身体控制技能。这个阶段成功度过，则会形成自主感，失败会导致害羞和对自身能力的怀疑
学龄初期 （3～5岁）	主动与内疚	探索	学龄前期的孩子需要开始主导控制和力量，并开始使用自己的主动性。这个阶段顺利完成，会带来目的感。试图施加太多权力的孩子会对他们的需求和欲望产生内疚感
学龄期 （6～11岁）	勤奋与自卑	上学	在学龄期，儿童需要应对新的社会和学习要求，在学习的过程中发展信心。这个阶段的危机成功解决，会形成能力感，失败则会导致自卑情结
青春期 （12～18岁）	自我同一性 与角色混乱	社会关系	青春期的孩子需要发展自我和人格的认同感，并开始在意自己在其他人眼中的形象。成功解决这个阶段的危机，能够保持真实的自我并知道自己的角色，而失败则导致角色混乱
成年早期 （19～40岁）	亲密与孤独	亲密关系	青年人需要亲密、恋爱关系。成功解决这个阶段的危机会带来强关系联结，而失败则会导致孤独和孤立
成年期 （40～65岁）	生育与停滞	工作与教养	成年人需要创造或抚育，通过养孩子或为社会带来贡献而实现。成功解决这个阶段的危机会带来价值感和成就感，失败则会导致停滞感
成熟期 （65岁至死亡）	自我整合与 绝望	对生命的 反思	老年人需要回顾人生并感到充实。成功解决这个阶段的危机会带来整合感和智慧，失败则会导致遗憾、痛苦和绝望

生成阶段

当进行到生成阶段时，通常要同时回到真诚倾听阶段。这个时候，客户希望更好地理解自己的现有模式，并产生视角上的觉察和转变。他们会花一些时间在真诚倾听阶段消化这些知识，然后用另一种方式进行思考和感知。当然，

109

有些客户并不想进行再平衡阶段的工作，因为他们或许已经很清楚自己要到达什么地方。他们也许已经有了清晰的目标或明确的行动计划，因此需要顾问帮助他们找到最好的实现目标的方法或保持行动计划。这种情况下，顾问工作可以从真诚倾听开始，当客户和顾问都认为对整个故事已经足够了解并可以继续的时候，就可以进入生成阶段。

设置目标

设置和实现目标，从而带来积极改变，与教练和某些咨询所做的工作如出一辙。我们并不想规定从业者如何来做到这一点。因此，私人顾问模型中有很大的空间和灵活性可供选择，（如果愿意）顾问可以选择自己认同的流派和模型。GROW模型（Alexander, 2010）是教练领域最常见的目标设定模型。它提供了简单的模型供教练和客户找到目标，评估当下的情境，提出可能的行动选择，并展示实现行动所具备的能力。然而，也有人质疑，GROW模型对于客户动机的复杂性而言，太过简单。我们赞同克拉特巴克（Clutterbuck, 2010）提出的观点：这类模型在使用中的风险是，让顾问工作变得机械化，忽视了关键的线索，让从业者陷入用自己的模型主导客户的陷阱中。

设置目标十分重要，因为如果一个人知道自己朝向的目标，往往会更聚焦于如何实现它，就好像是飞镖的靶子——瞄准靶心投掷飞镖的命中率比盲投的命中率高。也许会有投中的飞镖，但这仅仅是凭运气，并且每一次脱靶都会挫伤信心和动机。然而，一旦我们知道我们瞄准的是哪里，我们便能够更好地找到命中靶心的策略。围绕清晰的目标制订仔细而系统的行动计划，将会维持动机和自信并使之获得提升。

至关重要的是，目标是客户自己的，而非被第三方强加的。当顾问工作的合同中涉及第三方（例如一个组织）时，从业者需要明确组织目标是否契合或适应客户的价值观念。同样重要的是，目标蕴含着客户的意图和意志。我们之后将在本章探索有关这一点的更多细节。

伊根高明的心理助人者模型的第二阶段

我们认为，伊根（Egan, 2010）的高明的心理助人者模型是一个较为成熟的目标导向模型。有些人批评这一模型的机械化倾向，然而这只是在没有考虑细节就应用时会出现的情况。我们认为，这一模型的第二阶段与私人顾问的生成阶段框架十分匹配。第二阶段（期待的未来）的三个任务明确地聚焦于关于更好的未来的广泛的可能性，从这些可能性当中做出选择并发展目标，帮助客户测试他们对于选择或目标的承诺水平（见表9-2）。我们很欣赏高明的心理助人者模型第二阶段的多元性和灵活性。特别是它主张要结合其他的概念、流派、工具和技术，接下来我们会进行介绍。

表9-2 伊根高明的心理助人者模型：第二阶段

任务1	任务2	任务3
帮助客户发现更好未来的诸多可能性	帮助客户从可能性出发进行选择，并塑造他们的目标	帮助客户做出自我承诺

任务1

有效的目标设定需要技巧、知识、经验和熟练的应用。或许这个任务忽视了（或是草草了事地）帮助客户探索更好未来的可能性（任务1）。我们赞同怀特和爱普斯顿（White & Epston, 1990）的观点：对话，生成了关于梦想、希望、灵感和价值观的蓝图，发展出客户最希望事情是什么样子的观念、超越范围的思考，它比具体目标和行动计划本身更能够帮助人们前进。毕竟，是这些元素形成了最终的目标。因此，重要的是帮助客户在细节方面不断精炼自己的观念。细节有助于让观念成为现实，帮助客户聚焦于未来的思考。从业者在这个时候需要对客户如何看待他们的世界保持敏感。有些客户很欢迎那些探索梦想、希望和灵感的机会，并感到能量和被激发，而另一些人可能会选择逃避。一些客户或许会回应"如果事情是完美的会怎么样？"，然而另一些人只能想象如果事情有一点点不同会怎么样，因此语言的使用需要贴合客户的喜好。

很多方法可以激发可能性和观念。有时候，聚焦于未来的对话可以帮助客户建立清晰的图像并开始产生共鸣。从业者可以使用以下这些提示：

111

·"在这个完美的/更好的/有一点点不同的未来……你在做什么——或者没有做什么?"

·"你在想什么——或没有想什么?"

·"你和谁在一起——或者有谁不在了?"

·"你感觉怎么样?这意味着什么?"

·"你希望会怎么样?"

·"其他人如何回应你?"

·"这如何影响了你生活的其他方面?"

·"如果你能够以这样的方式应对,这个问题看起来是什么样的?"

·"如果你以这种方式发展了这个机会/项目/关系,会是什么样子?"

·"如果你做到了,有谁会知道?"

还有其他的方式,包括创造性技术,比如绘画等。这对于那些在表达情感方面十分谨慎,或是沉默寡言的人来说十分有效。它同样能够有效地鼓励客户探索关于未来的细节。曾经有人说:

我们希望从业者能够具备帮助客户发展自己的愿景和梦想的能力。不同于儿童绘画,天在上,海在下,海与天需要连接在一起。也就是说,不要画草图,要仔细地画出细节。客户和教练需要在更大图像的背景下探讨目标的真实意义。

(Jinks & Dexter, 2012)

任务2

伊根(Egan, 2010)将任务2描述为创新——将可能性转化为改变的实际行动。鼓励客户将任务1找出的目标进行设计、塑造和打磨。从业者可以鼓励他们思考自己希望或需要什么样的结果、方案或是成就,以此来达到助人的效

私人心理顾问:咨询与教练技术的整合

果。这需要十分具体和清晰，而不是广泛而模糊的。回到飞镖的那个比喻，如果客户并不知道靶心在哪里，也很难投中。同理，如果他们并不清晰目标是什么，也不会知道什么时候实现，或者是否已经实现了。SMART模型被引入到教练语言中，可以很好地用于目标具体化。

S（Specific）——具体：确保目标简明清晰。

M（Measurable）——可测量：鼓励客户思考用于评估进展以及清楚何时目标已达成的方法。

A（Appropriate）——合适的：帮助客户确定目标是否有足够的挑战性，可以让客户有所成长，并且能够获得与付出相应的回报。

R（Realistic）——现实的：帮助客户思考目标是否可以实现，包括当目标实现时，他们需要多少权力、掌控和资源。

T（Time Frame）——时间节点：设置时间表，确定何时能够达成目标。这个时间点需要恰到好处，确保既可以维持足够的动机，又不会太遥远以至于无法实现。

（引用于 Dexter et al., 2011）

在使用SMART技术时，常常会陷入肤浅的和机械化应用的风险中。在塑造和打磨目标的时候，客户（而不是技术本身）需要走在从业者的前面，确保从业者提出的问题能够反映出从业者在真诚倾听和再平衡阶段对客户的了解。例如，"我记得你说，上一次事情不是很顺利，是因为没有足够多的时间。这一次你觉得多少时间会更好？"，这样的提问比仅仅询问"你需要多少时间来实现这个目标？"更加有代入感。

当带着目的、意图和敏感性使用这个工具的时候，客户会更加投入，而不仅仅是"走流程"，这样才能够让他们真正聚焦于他们想要实现的目标。

任务3

探索客户对于目标承诺的价值不可忽视。他们需要了解实现目标后生活会如何变得更好，同时也要思考需要付出什么。例如，我们买一台电视机时，很清楚我们会获得什么，但同时也需要知道电视机的价格以及我们是否可以支付得起。如果电视机价格过高，也许我们就没有钱再按照计划去度假。如果我们放弃度假而选择买电视机是值得的，我们就会去购买，反之，我们则需要重新思考……最好鼓励客户探索与目标相关的全部后果，因为如果代价太大，他们还可以选择换一个目标。如果失败了，将会导致客户失去动机，感到无能为力。与其把电视机买回家安装好之后再后悔价格太高，还不如在店里决定换一台便宜的。

搭建目标阶梯

通过前面关于打磨和塑造目标的介绍，教练和咨询师已经熟悉如何帮助客户将目标塑造得更具体可操作。这个任务是将之前已经生成的材料打造为实际的、可操作的目标，以便客户聚焦。然而，我们认为，同样重要的是，彻底弄清楚顾客究竟从这个结果或成就（也就是目标）当中想要获得什么，以及与此相关的行为（策略）。或许最重要的是实现目标的价值和意义。

目标阶梯可以帮助客户从目标开始一步步向下发展策略、行动计划和行为活动，为实现特定的目标铺平道路。然而，我们也鼓励客户向上搭建阶梯，以便能够理解实现目标对他们的价值观而言意味着什么。从业者询问客户"如果你可以实现它……对你而言意味着什么？"，直到他们表达出价值观或情感层面的意义。例如，"这意味着我将能够获得平静。"

我们将其称为"更高的目标"或抱负。我们特别强调找到客户实现目标的终极意义，因为这才是他们真正想要或需要的，例如安全、充实、满足等。找到更高的目标可能带来解脱，因为客户经常会意识到，即便他们没有通过实现他们选择的目标（比如没有获得晋升、没有修复关系等）来达到终极目标（安全、充实和满足），总有其他的方式可以实现他们的抱负（见图9-4）。

114

更高的目标/抱负

表现为价值观、情感、意义或目的的首要目标

提问：如果你实现了它，对你而言意味着什么？

回应：我会感觉安全、满足、成功——获得平静

更广泛的目标

更有雄心壮志的

提问：如果你实现了它，会有哪些不同？

回应：我们会有更多钱，可以拜访家人……可以用上我学的专业

目标

提问：你想要实现什么？

回应：我想在保险行业找一份工作

策略

实现其他事情的通路或手段

提问：你可能会做什么样的事情？

回应：我会修改一下我的简历、给中介打电话、认识一些关键人物、提高面试技巧等

图9-4 搭建目标阶梯

成本−收益分析

成本−收益分析可以帮助客户对目标进行承诺，因为这可以帮助他们详细地看到实现目标的收益和代价。用一个简单的表格分成两部分，在最上方写下这个目标，然后列举出收益和代价。通过这样的方式，客户可以非常清晰地看到这个目标是否值得实现。有些时候情况相对复杂，这时可以借助给每一项收益和代价打分的方式（1～10分）来衡量二者的权重。最后，客户可以根据

115

对二者累计的数值分析，决定是否要继续实现这个目标。举例来说，某位客户的目标是获得专业高级技能资质，她或许列举出了在实现这个目标之后可能生活会如何变好，然而，如果在代价之中有一项是需要牺牲很多陪伴孩子的时间，那么她很有可能会觉得这个代价太大——或许超过所有收益的总和。如果确认代价过大，那么这时需要探索是否还有更合适的目标。

其他技术和干预方式

生成阶段的性质决定在这个阶段可以应用很多不同的干预方式和技术。其他一些有效的技术包括角色扮演、视觉化技术、空椅子技术、自信心训练、SWOT（优势、劣势、机会、威胁）分析、PESTLE（大环境）分析、优势识别、家庭作业、行为实验、头脑风暴、行动计划、力场分析、放松冥想技术等。

支持阶段

这个阶段更多地是与客户"同在"，因此技术的使用十分有限。当发生阻碍的时候，我们应当实施在生成阶段形成的应急预案。例如，某个客户的问题是有一个专横的上司（这看起来是他计划的进步中的阻碍），我们可以回到生成阶段强化已经完成的工作。也许可以重新回顾之前找到的哪些优势有助于自己成为"高效沟通者"。当客户感到缺乏信心的时候，这样做可以起到赋能的效果。之后，他们或许可以更好地探索需要做些什么才能让他自信地、清晰地和上司沟通目前的状况。为达到这个目的，或许他们需要重新回顾关于自信心方面的知识和技能。

另外，也许在生成阶段的应急预案中，可以采用列表的方式列举出在遇到障碍时有哪些资源可以起到帮助作用。回顾客户在充满自信、目标明确时写出的资源列表，或许可以帮助他们与更加有力和正向的感受相联系，进而感觉可以更加放松地处理所遇到的问题。此外，资源列表可以包含支持系统，帮助客户意识到他们不需要孤身一人来解决问题。

私人心理顾问：咨询与教练技术的整合

以这样的方式应对问题，能够激励客户看到他们有很多可能的选择。有效地处理问题对于客户而言是非常宝贵的一课，他们可以通过这样的方式明白毕竟"一切都好"，并且在未来再次遇到问题的时候可以更加自信地应对。学会不再恐惧问题和阻碍，可以释放和强化他们对于自身能力的信心。

平衡

有些时候，支持阶段可以帮助客户平衡他们对于世界的认知。例如，当客户过于聚焦在工作中遇到的大量问题时，很可能生活的其他方面就变得不可见，缺少力量，甚至感到压抑。他们会陷入到认为自己需要用上全部的力量来解决问题的圈套中，这会让他们感到难以承受。通常这样是很难收到效果的。

从业者的角色十分特殊，他们可以帮助客户跳出陷阱，看到生活中被忽视的其他部分。可以谈一谈他们曾经计划的假期、读过的书、想要尝试的铁人三项运动，通过这样的方式提醒客户生活中还有很多其他非常重要的事情。鼓励他们按时回家做一顿美味的菜肴，或是看一部电影，暂时不去想工作的事情，或许可以帮助他们弥补在工作中消耗的能量。和他们约定把午餐打包，离开工作场所就餐，或许可以让他们觉得更加平静，感到一切都在掌控之中。这样可能会让他们更加有效地解决工作中遇到的问题。上述这些对话内容也可以在再平衡或生成阶段进行，因为从业者在这个过程中是一个先行的角色。然而，需要整合哪些技术取决于从业者对私人顾问工作框架的理解。

结论

由于篇幅的关系，我们无法详细介绍所有"适合"私人顾问工作框架的技术、流派和理念。也有一些流派适合于不同的阶段。比如，理性情绪疗法的ABC模型（Neenan & Dryden, 2000）可以应用于再平衡和生成阶段。可以说，"不合理信念"（irrational belief）带来的觉察很好地契合了再平衡阶段客户现有的模式。然而，"辩论"和发展新信念更适用于生成阶段的新兴模式。同理，改变循环理论模型（cycle of change）（Prochaska, 2004）也可以找到客户想要做出的改变。如果他们认为自己处于这一模型中的"预期阶段",那么或许需要在平衡阶段进行探索。如果他们已经处在"深思熟虑或计划阶段",那么也许他们已经准备好开始思考他们真正想要什么,并在生成阶段发展自己的目标。

我们鼓励整合其他的理念、流派和技术,以此来强化工作效果,帮助客户和解决他们的问题。任何流派或技术都要考虑对客户和问题的有效性,并且只有在不留痕迹地整合应用时才会有效。

私人心理顾问:咨询与教练技术的整合

第二部分
私人心理顾问的内容和应用

第十章

我们应该提供私人顾问服务吗？
——从业者与机构管理者之间的探索性对话

杰恩·希尔德雷思❶和西沃恩·邓利维❷（Jayne Hildreth & Siobhan Dunleavy）

这一章通过一系列"快照"，为读者提供了一段时间内针对上述问题开展的大量对话，对话从理解什么是私人心理顾问这一简单的组织需求开始。这引出更深入的问题，探讨它如何工作以及与谁工作。此外，还讨论了管理和营销此类服务的一些更实际的方面。通过这次谈话的过程，我们加深了理解，随之提高了组织的参与水平，这使得我们决定在现有服务中增加私人心理顾问服务。

---

❶ 杰恩·希尔德雷思（Jayne Hildreth）：独立顾问、教练和培训师，擅长健康和福祉领域，尤其对社会适应和工作压力方向感兴趣。整合培训的联合主管，提供个体咨询和培训服务，同时也是整合教练–心理治疗职业者协会（AICTP）的董事、创始人。

❷ 西沃恩·邓利维（Siobhan Dunleavy）：社会企业组织经理，负责咨询和培训业务。心理学学位，研究方向是健康心理学。此外，她在MBTI领域建树颇丰。

引言

本章以独特的视角展现了一位整合式教练－治疗师向一家服务机构介绍私人顾问服务概念的过程，起初这家机构甚至不知道这种治疗方式的存在。该机构的业务经理作为代表，与治疗师展开了一系列的对话问答，充分揭示了什么是私人顾问服务、它与已经存在的其他服务是何种关系、引进它的可行途径及其服务对象。本章最后总结概述了该机构目前的情况以及其对逐步发展私人顾问服务的看法。

为了帮助读者理解我们为什么尤为关注私人顾问服务模式，并阐明我们对这种模式的看法，接下来会先交待本章联合写作的背景。

杰恩是一名职业治疗师，目前是一家社会企业（My Possible Self Ltd, 以下简称MPS公司）的合作伙伴。MPS公司向不同背景的个人和团体提供心理咨询与教练服务。她非常专业，拥有心理咨询学位和个人与企业教练硕士双重背景。

杰恩在2009年参与了一些关于私人顾问服务模式的调查研究，激起了她的兴趣，同时也引发了她对自身工作的一些疑问。起初杰恩认为这是两个截然不同的领域，后来她的想法慢慢地发生了改变。杰恩拥有咨询与教练两个学科的经验与专业知识，这些经验和学识可以使一些客户真正受益，但她却只能根据合同要求提供纯咨询或纯教练服务。每每到这种时候，她都会感到十分沮丧与惋惜。

西沃恩是MPS公司的业务经理，MPS公司向跨国企业提供培训和教练服务及员工帮助计划项目（EAPs），西沃恩在过去一年一直负责协调这些工作。

杰恩的分享激发了MPS公司要引入这种综合模式的考虑，同时也引发了更为现实的讨论，即将个人顾问服务引入和整合到那些把咨询和教练服务独立开来的机构。

受邀撰写这一章时，我们讨论了如何将这次共同探索之旅中学到的东西更好地表达出来。我们想知道如何最有效地向读者介绍企业组织中的私人顾问服务。我们希望能够兼顾从业者角度与市场营销视角。关于这种模式的运作和MPS公司如何引入私人顾问服务作为新增服务，在讨论之初就出现了诸多疑问，在后期同样也是如此。我们决定分享这次对话，并简要描述整个过程，希望能更生动地诠释我们目前为止所取得的进步。我们围绕这个话题进行了多次对话，本章不是这些对话的转写文本，而是提炼后的内容。

对话

西沃恩：什么是私人顾问服务？

杰恩：这是一种整合教练和心理治疗两个学科的模式或框架……

一开始要解决的问题是，西沃恩必须要了解何为"整合教练和心理治疗两个学科"，尤其是"私人顾问"这个概念的内涵。西沃恩很有必要对私人顾问服务进行深入的了解，之后才能决定公司是否要提供这项服务。西沃恩需要考虑这项服务是否契合MPS公司的企业愿景与价值观，同时她自己也要有信心将其推广才行。虽然这类服务模式还处在发展的早期阶段，但如果MPS公司决定将教练与治疗的一体化服务纳入其业务范围内，这就意味着将传递接纳与认可这种服务的信息。这的确可能是一个引领行业发展的好机会，但同时也存在一定的风险。

一听到私人顾问和整合式教练－治疗这两个说法，西沃恩便产生了疑惑。

西沃恩：那从业人员会选用哪个说法呢？

杰恩：以前也有很多人问我这个问题，我无法代表其他人的观点，但我个人会根据情况交替使用这两种说法。这得看我在什么场合，跟谁对话，因为不是每个人都能理解"私人顾问"的含义，或者喜欢这个说法。而且，我想强调的是，在我使用"私人顾问"这个称呼的时候，它表达的是私人顾问服务模型作为特殊框架，整合了我的教练与心理治疗服务。还有其他一些说法也能表达类似的意思。正如大家所见，我相信在心理咨询与教练模式的发展过程中，我们会看到更多的创新与改良。随着整合模式的发展，我深信从业人员接纳新术

私人心理顾问：咨询与教练技术的整合

122

语时会感觉更容易了，从而更好地描述他们的实际工作。那时市场对这些术语的使用将变得习以为常，并能更好地理解它们的含义。整合这两门学科的实践将得到更广泛的认可，并成为第三种工作形式。

西沃恩：目前有多少人正采用这样的工作方式？

杰恩：对此我无法给出准确的数字，但作为"整合教练－心理治疗职业者协会（AICTP）"的理事和联合创始人，我可以告诉你的是，我们在领英（LinkedIn）新创建的特别兴趣小组的前12个月，新增超过400名成员，大家就安全与职业道德方面的问题积极地参与小组讨论。在此之前，我参加过BACP教练部门的讨论小组和研讨会议，很显然那里有许多治疗师同时也提供教练服务，有的有教练资格认证，有的则没有。这些新出现的专业机构似乎开始让从业者能够更开诚布公地分享自身的业务活动。从业者们开始越来越敢于承认，他们不仅分别提供这两种服务，并且实践中这两者的结合让他们感觉更加真实，更符合他们的根本目的、个人经验与专业技能。他们还谈到"从密室里走出来"。那时，我不得不三番五次地问自己，我能否放下治疗师的身份，与来访者共处一室，然后开始教练。同样，我认为我身上那部分心理治疗师的存在也十分重要，试图否认这部分的"我"让我感到不真实、不诚实，也十分不舒服。作为从业者，我将自己与客户的会面视为人与人之间的一次邂逅，并在这过程中做真实的自己。

西沃恩：如果从业人员从"从密室里走出来"，对于这种工作方式的发展和职业化以及有效管理而言，肯定是有百利而无一害的吧？

杰恩：我认为这绝对是有好处的，尤其是把这个敞开来讲，从业人员在这些"密室"里所做的工作就可以被理解与信任。这很重要，最起码或多或少能够确保我们的工作是安全的、符合职业伦理的。另外，这也让人们能够有机会分享自身的工作模式，对于什么是最好的模式积极发问并参与讨论。这就给个人从业者提供了学习和发展的机会，扩展这个新学科的知识体系，促进该领域不断发展与超越。这还鼓励从业者更加有意识地思考：我们正在做什么、我们为什么要这样做、如何在此过程中制定更为清晰明确的合同以及我们能给客户

123

带来什么。我们因而可以提高意向性和增强技能，促进学科间的发展，塑造更强的自我意识。另外，如果一直在"密室"里偷偷摸摸地工作，那就显得我们好像在隐藏着什么，这对推广和发展这种工作模式没有任何帮助。好像现在我们是时候要认识和承认自己对这种工作模式的看法与信心了，勇敢地站出来，欣然接受它。不得不说，在参与研究的初期，我觉得有这种想法都算是非常激进的了。

西沃恩：就资格认证而言，公司的要求是什么？谁能胜任这项工作？

这个问题对于MPS公司考量是否引进私人顾问的模式来说非常重要，因为他们需要确保企业身份、地位和职业水准得到保证。

杰恩：从业者需要证明自身拥有良好的心理治疗背景，接受过额外的教练培训和综合方法方面的培训。我认为他们最好是某特定机构的成员，这个机构需要有明确的指导方针，并且能够支持他们的工作。他们同时还应该有一位能够理解、支持和挑战这种工作模式的临床督导，以保证他们在工作中的安全性与职业伦理。

于是，很自然就提到了关于培训的一些问题，对于那些想要增加知识和提高技能的从业者来说，目前有哪些培训可供选择。

西沃恩：目前行业中有相关的培训课程吗？

杰恩：目前相关培训十分有限。我知道几家私人机构，其中只有一家专门提供私人顾问服务整合模型的培训。此外，东伦敦大学准备开设此领域的首个研究生认证课程，现在还处在初期阶段，不过这依然是十分令人激动的时刻。通过提供这个项目，这所大学清楚地表明了他们如何看待未来的发展：整合教练治疗兴起，他们已经决定要当领路人了。

西沃恩：我担心的是，会不会有客户选择这种方式，但其实真正想做的是心理治疗，却不愿说出来？

杰恩：这是很有可能发生的，但我个人认为没什么大问题。我的看法是，如果客户能够接受这项服务，与合格正规的从业者交流，那么在评估期间就有机会围绕客户的初衷进行讨论。一开始可能更倾向于治疗，之后会根据进展进行转换。

西沃恩：在这种情况下，你会坚持将工作模式转换到教练模式吗？

杰西：我会根据客户的需求适时作出回应。比如说，我认为在这个过程中，客户没必要签约说明他们希望两种方式的时间分配是各占一半。压根不是这么回事儿。以我的经验来看，客户一来，我们通常不知道随后会发生什么以及什么方式是最有效的。然而，我们能做的是根据发展情况，提供干预措施、工作重点以及工作方向供客户选择。当然，这样的合作方式，在最初的评估和签署协议阶段就应当进行讨论。所以，我可能会对我的客户说："我们似乎有两条路可以走……"，然后通常跟着客户的思路走。

西沃恩：如果说你是以客户需求为导向的，那么这项服务如何能够符合企业的目标，也就是要与企业需求相一致？

杰恩：这是在受训工作开始和签署协议时需要与客户讨论、协商和确认的问题。我们仍然会朝着企业目标而努力，可能做一些治疗性的工作以实现企业目标。因为以我的经验来看，一些潜在的问题会阻碍客户成功实现并维持转变。我所说的跟着客户走，不是说接受他们根据表面价值所做出的所有选择。讨论选择是有必要的；跟着客户走，有时可能意味着需要让他们挑战自己，拓展自己的思路，或是回想当初来这儿的目的和目标。或许还需要意识到客户逃避和掩饰的可能性。整个过程都具有意向性，旨在满足客户需求以及企业目标。

MPS公司合约上提供的EAP服务，一般是六次，于是有了以下问题。

西沃恩：谈谈会谈次数方面，我们提供六次会谈。如果采用这种工作方式，是否意味着需要更长时间？

杰恩：你要在合约规定的时间内做到最好。我工作时会重点关注我与客户在规定的时间内能够实现哪些可能达成的目标，这个又得在一开始就商量稳妥。不管你只有一次还是十二次，我相信都会是意义非凡之旅。

125

西沃恩：这让我想到了合约。在这种模式下，我们要如何与机构和个人签订合约呢？

杰恩：我发现机构要求签署的合约，通常与你在自己工作场所进行心理咨询与教练的合约是一样的。这份合约需要涵盖心理治疗合约所包含的方方面面，比如风险和保密性方面，同时还包含你所遗漏的教练合约里涉及的内容。另外，我认为与机构沟通协商，按实际需要增加延长服务时间的条款是很好的做法。我在提供服务的时候，一开始会制定非常全面的口头合约，这样就可以向客户解释这种模式的意义，还有告知对方一些重要的细节和范围。我们往往会商量好固定的会谈时间、每次会谈持续的时间、会谈间隔期间的沟通和进度问题。充分恰当地与客户共享信息非常重要，这样他们对自己购买的服务能有更详细的了解。我认为制定合约是个持续不断的过程，贯穿整个服务流程，因此当我或者我的客户觉得有必要的时候是可以修订合约的。不过，修改后的合约范围必须与购买该服务的机构所签署的合约范围相一致。

西沃恩：聊到会谈间隔期间的沟通，它有什么作用？你是如何在服务过程的变化中应对这些的？

杰恩：在制定合约的过程中就会探讨关于范围的问题，因此客户已经将会谈后的变化考虑在内。在展开工作时，我会非常清晰地传达我的要求，同时邀请客户共同参与讨论。比如，如果我们更多地运用教练这一块，那我可能会要求客户在两次会谈间隔期间做一些作业，发邮件给我。对我而言，这还是清晰度和透明度的问题。如果我觉得超出界限了，我会与客户进行探讨，这跟以前我做教练或咨询时的做法一样。

西沃恩：那么就评估方面而言，哪些人适合这种模式，还是说适用于每一个人？

杰恩：鉴于这种模式跨越了两个学科，因而我感觉至少就可能性而言，它是对所有人都开放及适用的。这种模式让我们能够回应客户的需求。作为签约的整合式教练－治疗师，我能够运用我全部的技能和专业知识适时回应客户需求。比如，可能客户选择了整合模式，但最后却因为觉得不相关而极少使用心理治疗。当然，这也没有关系。就像我提到的，主要是在合约范围内能够回应客户的所需或所想。我对客户在会谈中的表现没有任何要求，我会给他们建议，指出有哪些主要的选择，但最终的决定权还是在他们身上。

西沃恩：你的回答让我想到了下一个问题，这是我们公司一个客户提到的问题。谁来决定给哪位员工提供这种模式呢，会是人事吗？

杰恩：我觉得应该是由客户来决定，特别是可能的话，他们手上应该有一些教练的资料，然后可以据此做决定。否则就好像有几分评判客户需求的意思，比如觉得他们某些地方出问题了需要"修理"。我认为让客户感到自己有选择的权利总是有好处的，这样他们能更积极地参与到整个过程中来，最终获得更好的效果。但是，请记住这种模式只是让从业者在客户需要或想要的时候有灵活性，如果客户一过来就说不想采取这样的模式，那我会给他们提供纯教练服务。对我而言，如果因为合约里没有规定而不能帮助客户解决某个问题，这会让我很懊恼。而这样我们就有了选择，因为在当场我们都不知道会发生什么。

显然，通过此次谈话，西沃恩获得了更为深刻的理解。

西沃恩：我越深入了解，越能理解为什么不应该由人事部做这个决定。不过我不理解的是为什么我知道的一些机构和从业者会对此持有抵触态度。

杰恩：诚然，不亲自和对方沟通当然不可能知道他们到底在抵触什么。但是，以我的经验来看，这种抵触往往是因为缺乏认识和全面的理解。

虽然西沃恩自己当时没有抗拒这种工作模式的介绍，我可以肯定她的想法随着我们谈话的推进在转变。

杰恩：有可能其他从业人员感受到了些威胁，可能不仅仅是因为缺乏对这种工作模式的认识，还可能担心会在已然如此激烈的市场竞争中失去工作。

西沃恩：我想咨询师可能会比教练更加反对这种模式，不过我也可能推测错了。咨询师也许担心失业，也许还担心如果采用二合一的模式，他们就不能深入地解决那些咨询问题了？

127

杰恩：老实说，我认为都有可能，也许是出于不同的原因。你提到咨询师可能会质问咨询中能否达到足够的深度，但是说实话，每当有人问这样的问题时，我都想说：多深就是所谓的足够深？我们又如何能得知？在私人顾问模式下，通过运用其框架要素之一的深度－表层轴，可以达到客户需要的足够的深度。我认为这又回到了我之前表达的观点，如果合约有规定，那么就要在限定的时间内给客户带来最好的结果，而这个结果必须与客户自身及机构的诉求一致。

在这个时候，西沃恩已经非常希望MPS公司能够采纳并提供该服务。西沃恩进而从市场营销角度来考虑这个问题。

西沃恩：我们如何将这种模式推广给一个大的企业客户？更具体地说，我们最近推介的一家公司似乎对这种模式特别感兴趣，因为他们之前的教练缺乏心理方面的认知（他们自己的叫法），他们认为这是欠缺之处。他们从来没有过类似的服务，我觉得，作为企业，我们把它当做一个独特的卖点是很明智的。

杰恩：虽然我不是市场营销专家，但我认为在和企业打交道时，我们能做的其中一件事就是注意用语，并根据情况做出相应的调整。比方说，我会避免使用"心理咨询"一词，因为我很清楚它会带来偏见。我认为"私人顾问服务"非常适合这种场合，因为这是他们能够理解且能够建立联系的语言。

西沃恩：我赞同，非常遗憾，一些公司的员工仍然对"寻求心理咨询"会有病耻感。因此注意这些术语的使用并进行相应的调整肯定有好处。这引发了另一个思考：给我们现有的企业客户提供一些额外的资料会不会有帮助？

杰恩：有，这是肯定的。这又回到理解的问题上。一个人怎么可能在不知晓信息的情况下做出合理的选择呢？我们应该做的就是，跟他们交流"私人顾问服务"，满足他们的需求并且使用他们能理解的语言来进行沟通。此外，提供一些案例分析也许会有帮助，以便他们能够理解它的应用及好处。

在考虑市场营销的时候，接下来的问题很值得探究，因为目前MPS公司在心理咨询和教练方面的收费情况是不一样的。

私人心理顾问：咨询与教练技术的整合

西沃恩：它到时会如何收费呢，是和教练一样还是更贵？因为我想如果是那样的话也能够理解。

杰恩：这是一个有趣的问题。我很肯定，针对这个话题，会有大量的讨论出现。我个人是按照平时教练的费用收取的，但我也考虑到那些在两个领域都花过钱受过培训的从业者，他们可能会有不同的看法并收取更高的专家级价格。因此，对个人执业者而言，不同的独立从业者存在不同的报价。对机构来说，定价和你怎样看待这项服务有关。我想你们会收取适当的费用，就跟你们提供的其他服务定价的方式一样。

西沃恩：有一定比例的新客户参与这种模式的试点，在结束后征求他们的反馈意见也会有帮助。这符合客户保密原则吗？

杰恩：这完全取决于你想要从谁那里获得什么反馈。如果客户从一开始就明白对他们的要求是什么，那我认为向他们征求反馈并没有什么不妥之处。客户可以选择退出这个试点项目，同时不会影响他们继续享受服务，这点非常重要。跟做研究一样，参与者有权根据自己的意愿在任何时间选择退出，我认为这会是个很好的做法。因此，假如一切就位，用他们的反馈意见来推广这种服务我觉得大有裨益，并且还提供撰写调研结果的机会，这就可以充实理论框架。同时我认为这种评估过程的运用可以真正让客户受益，因为专注过程与结果的细节方面常常是为了强化客户最终获得的好处。

西沃恩：从实际角度出发，记录及其保存问题怎么处理？

杰恩：这个记录需要跟你目前的心理咨询记录一样，遵循相同的指导原则。不过，我希望看到这些指导原则也能够包含你的教练记录。我知道作为一个机构，你会把这些记录分开，我会建议你把它们放入咨询记录里。不过，如果你愿意，也可以把他们分开存放在不同的柜子里。

西沃恩：那么以这种模式工作的保险如何呢？

杰恩：作为一名独立执业者，我的治疗及教练工作一开始就在保险范围内。当我开始选择整合模式时，我就联系了我的承保人，确认我这样做是在被

129

保范围内的。他们非常开心。无论如何，我会建议你鼓励所有的同事都这样做，以确认他们上了充分的保险。

总结

杰恩：作为一名整合式教练-治疗师，参与此次探讨对我而言是一次十分宝贵的经历。它促使我从机构的角度来考虑很多以前从来没有想过的问题，同时进一步巩固了我对这一工作模式的理解。例如，谈到和客户签订合约，它不仅加深了我对于签订正式合约的想法，同时也强化了让客户参与到口头合约过程中来的想法。这不仅清晰地让客户知晓他们可能会从我们的服务中获得什么，而且在讨论和协商的机会中，增加自身掌控感。从许多方面来说，现在我对于自己的知识基础更加自信了，因为我觉得它似乎经过了检验。当我作为私人顾问推荐自己时，我感到准备得更加充分了，并且能更加自如恰当地回答任何可能会出现的问题。

西沃恩：与杰恩的上述讨论确实解决了我对于这种方式的所有疑问。就我个人而言，我是非常希望私人顾问模式能够不断向前发展。今后向机构推销新的合约时，我准备重点推介私人顾问服务。在聆听了杰恩的回应之后，我有信心回答关于这种模式的任何问题，包括它在实际中的运用以及采用这种模式的好处。我觉得私人顾问模式特别适合我们即将要合作的一家机构，这家机构为长期慢性疾病患者提供远程临床医疗监控服务。目标是要在他们已有的服务中绑定一个健康教练项目。整合模式从业者非常适合这种类型的工作。

现在整合模式还处于初期阶段，但是我们目前为止收到的反馈都非常不错。整合模式已纳入现有的教练项目中，没有出现任何问题，并受到了热烈欢迎。我确信，合作机构除将继续使用与我们签订的教练及员工帮助项目外，还将采用这种整合模式。面对潜在的新客户，我们会建议进行试点项目，证实该模式的优点，同时我也非常期待看看这个模式在健康训练领域的效果如何。希望我们对这个话题的讨论是合理充分的，特别是展现出了我们对整合模式的热情，谨供大家学习和讨论。

私人心理顾问：咨询与教练技术的整合

130

第十一章

表象之下——领导力教练的整合模式

如果客户需要的话，培训高管和领导者采用一体化的方法可以提供多级别的工作机会。实现他们作为领导者的潜力，或者保持他们成功的过程是非常具有挑战性的。这种方法用"管理折中主义"进行整合，以环境思考为基础，结合私人心理顾问，能让客户产生和表达个人想法，并且避免了干扰、评价或过分强调目标。

---

❶ 琳达·阿斯佩（Linda Aspey）：BACP会员，心理咨询师督导和执行教练。在个人和职业发展方面有逾25年经验，做过多个领导团队和领导者干预项目。她是BACP培训部门的创始主席，现在是整合教练-心理治疗职业者协会（AICTP）的名誉主席。

引言

我在20世纪90年代初参加培训进入这个行业，与众多和我同时代并在多年以前受训成为心理咨询师和心理治疗师的从业者一样，我发现如今的自己在个人发展、职业发展和机构发展方面有着各式各样的培训经历和工作经验，还分饰了多种角色，比如顾问、高管教练、培训师、调解人、引导师和教练督导。许多发展心理学的从业者很自然地就容易被多样化和新知识所吸引，会在自身发展的旅途中遇到许多的理论、模型、途径和楷模，其中的一部分或者所有的这些会影响他们，从而发展成为他们综合技能的一部分。

在之前的章节里也探讨过，许多人就教练和咨询或治疗之间很难做出一致且明确的区分。我们的工作一直在变化，可能随着人们的生活而改变，外部现实从很多方面来看也在不断变化中。给客户提供被抱持的空间，通过建立关系促成发展，如今这不仅仅是心理咨询在做的事情，也已经成为教练关系中的重要组成部分。在一场会谈中，思想和感受是起伏不定的，因而交流互动无论深浅都是正常的；咨询和教练这两个领域的观念和实践会相互影响。然而，我们的职业团体——英国心理咨询与心理治疗协会（BACP, 2013b）提出的伦理框架告诫我们要考虑"与客户的双重关系很少是中立的，这种双重关系的存在可以产生强大的有益或有害影响，而这种影响并非总是能够轻易地预见到"。因此，当我们越来越多地面临这种双重角色的困扰时，最好该如何应对呢？对于两者不同之处的辩论肯定还将持续一段时间；但是，引自斯皮内利（Spinelli, 2010）的这段话很好地总结了我的观点：

> 尽管人们对两种职业的差别已经做出了各式各样的区分，然而所有这些区分都是存在问题的，很容易举出反例或者引发争论。已经提出的这些区分是建立在一种内在的设想之上，即想象中的统一模式的教练以及统一模式的治疗。

大量的研究表明，在心理咨询（Rogers, 2008）、接受培训的咨询师学习（Smith, 2011）和咨询督导（Bambling & King, 2000）等这样类似于教练的关系中，关系本身对于客户或学员的发展效果会产生强烈的影响。实际上，这些关系可能比培训者使用的理论或工具更加重要。

私人心理顾问：咨询与教练技术的整合

因此，在教练关系中，我会引入各种各样的工具和技能，前提是我确实认为它们可以满足某一特定需要；我的工作重点是建立关系。"管理折中主义"（managed electism）这个术语是由克拉特巴克（Clutterbuck, 2012）提出来的。他认为"管理折中主义"是"以智慧而敏锐的能力，选取一种宽泛的工作方式，在这种方式的框架之下，恰当的工具和技能能够满足某个特定客户在特定时间内的特定需求"。这也许是对我这个未来的整合教练对于将来工作展望的最佳描述了。

我认为整合模式既不否定对于无治疗内容的教练（比如技能或绩效教练）需求，也不否定对于无教练内容的治疗（比如处理复杂心理创伤）需求。但是，我的专长主要是在领导力教练这一块，我运用在这行获得的方方面面的经验，去思索哪些问题是我们在领导力教练大背景下不该处理的。我不提供长期的修复心理治疗，但是面对复杂的客户和他们纷繁的生活，仅仅因为他们不符合完美的教练客户条件就把他们拒之门外，这似乎会起到相反的作用。当然，我们开始之前会评估确定需求，如果教练不是客户的最佳解决方案，我们很快就能知晓。

心理治疗的病耻感

在我的从业经历中，很多高管在寻求情感支持或心理支持时，如果被贴上了心理咨询或心理治疗的标签，他们会觉得不自在；但如果将其作为他们教练的一部分，他们会更加容易接受。虽然近年来以目标为导向的咨询不断发展，特别是"焦点解决短期治疗"（de Shazer & Berg, 1988）的发展，许多人依然把所有谈话疗法视为一种痛苦而漫长的、昂贵甚至自我消沉的生活问题解决方式，而教练却是更为愉悦、更为激励人的备选项。也许一部分原因是因为近年来"心理治疗"这个术语囊括了所有类型的心理干预，这也包括心理分析，有些人恰恰害怕心理分析。这使我想起了一部电影《安妮·霍尔》（*Annie Hall*），伍迪·艾伦（Woody Allen）在里面饰演神经兮兮的艾维·辛格。在电影的某个片段里，安妮惊讶地发现艾维去精神病医师那里"才"15年。艾维回应：

"对啊，我打算再给他一年，然后我就打算去卢德朝圣了。"

我在其他地方发表了大概二十年前我自己遇到过的一个很生动的例子，是关于高管对于心理咨询持有的病耻感（stigma）（Aspey, 2010）的一个例子。有人问我是否能给某位处于高压状态的高管做一对一的培训，他无法达成有难度的目标，而且正处在离婚的旋涡之中，可能会面临"瓶颈期"的危险，我问他们是否曾经考虑过给他做心理咨询。结果他们吃了一惊，真诚地反对并表示他"没有精神疾病"。那位客户也抱有同样的观点，但是他有明显的抑郁症状。考虑到督导中的情况，我给他做了三个月的工作，安排时间跟他交谈，使用各种压力管理工具，帮助他增强自我认知并战胜压力、使其具有更为清晰的思考能力。之后我了解到我的同行也以类似的方式工作，他们管这叫高管教练。

病耻感也许在消失。英国心理咨询与心理治疗协会（BACP, 2010）的一项调查研究表明，人们的态度正在发生改变：91%的受访者表示"现在谈到情绪问题比过去更容易接受了"。然而，我在想如果调查对象只是高管人群，那么调查结果会是什么？我猜想结果可能会大不相同，对高管而言，特别是男性高管，现在仍然不能完全接受谈论情绪问题。

高管教练的整合模式

私人顾问框架作为整合工具提供的并非是一种全新的方法，而是以另一种方式去发现、理解及明确我对客户所做的工作以及关系、客户与咨询师三个维度的核心地位。"与客户同在"和"与客户一起做一些事情"，这帮助我思考与客户在不同阶段的进展，比如"真诚倾听""再平衡""生成"及"支持"这些阶段的情况。这些可以帮助客户从现有模式升级到新兴模式；此外，我发现这让我自己和我督导的教练更加清晰。如果客户选择这种方式的话，再加上系统思维方法（我为机构服务时尤其需要），那就给客户提供了多层次参与的新方式。

我的教练工作重点在于发展中高层经理人及公司领导人的能力，他们需要为公司现在及未来的成功负责。我个人不会把高管教练和领导力教练区别开

私人心理顾问：咨询与教练技术的整合

134

来，因为大多数的高管承担了一定形式的领导角色，而大多数的领导通过重新运用执行及管理技能而获益。教练常常包括帮助客户增强自我意识，从而更高效地扮演好他们的领导角色，以赢得部下信任并激励他们的方式行事。我的目标是促进客户的个人和（或）职业发展，帮助他们解决内在矛盾和问题。面对行政管理层客户，大部分客户寻求教练的时候往往谋求个人（或）职业发展，一些客户会不同程度地涉及解决个人内在矛盾和问题。可能会出现些反复，这得看他们的目的是什么。一些客户会马上敞开心扉，告知他们的内在矛盾和现有危机；另一些则在教练关系的后期才会吐露真情；一些客户只做表层的教练；还有一些客户，他们已经是职场的成功人士，就会希望探索或重寻自我价值，发掘作为领导者更深层次的意义和追求。

整合模式让我们有机会提供多层次的服务，如果客户有需求，那就不会仅限于深层或表面的服务上。客户作为领导者，他们实现自身潜力或保持成功的旅途充满着各种各样的挑战，比如自信、自尊、与自我的关系、原生家庭、过度防御、担心瓶颈期等问题。在教练关系中，这些问题常常会出现。在我看来，在教练目标中对这些问题视而不见或匆匆带过对客户都是一种伤害，不利于他们的长期发展，甚至可能与可持续的积极改变背道而驰。

因此，我跟大部分的从业者一样，有一套自己的工作方式。我个人认为高管及领导力教练的重中之重为以下几点：

·培养自我理解与自我管理技能（包括建立自信、质疑错误及带有限制性的假设、管理焦虑、建立心理弹性和增强反思能力）；

·理解并管理他人（包括成为值得信赖的领导和榜样、能够管理他人的焦虑、帮助他们发挥自身潜力）；

·发展他们对自身所在更宏观体系的认识（拥有战略思维、清楚自身的角色及意义所在、自身的价值观与行为如何受到这些体系的影响及它们如何反过来影响这些体系）；

·增强清晰思考与果断行动的能力（常常是面对信息爆炸或信息有限的情况）。

135

我通常与高管进行6～12次会谈，每次时长1～2.5小时不等，这取决于客户的需求、偏好和学习风格。有一些客户，我为他们提供过几年的服务，都是在他们处于职业生涯的特殊节点时进行的。新的客户通常是由他们的人力资源总监推荐过来的，或者是我的老客户介绍的，又或者是参加他们的雇主（也就是我的企业客户）已购买的领导力发展项目。在与他们会面之前，我会给他们发送一些关于高管教练的内容与需求，还有我的个人背景及工作方法介绍。大部分客户会在网上查阅我的资料，同样地，我也会调查他们，如果购买我服务的企业是新的客户，那我还会做一些企业调查。之后，在签订完整教练合约之前，我们会见面商讨他们想从该次教练中达成的目标。这个步骤有时会运用到问卷调查，这样可以鼓励他们从多方面进行回顾反思。这些前期步骤实质上给客户打开了一扇窗，让他们开始以全新的方式回顾自己、思考自身的挑战与希望。这让他们能够更多地思考自己是否真的想要教练，如果是，他们想从中获得些什么。这让双方都能仔细考虑我是否适合担当客户的教练、教练是否为正确的介入方式，以及实现客户目标的最好合作方式是什么。如有必要，我会问他们为什么选择我作为他们的教练人选：列出原因，从认识我的某位老客户到因为我有某一专门领域的经验等。很少有人会说他们是因为我的心理治疗背景选择我，除非他们明显处于危机之中。有一些客户直到最后一刻才会看我的简历，看完之后，他们会因为我是一名心理治疗师而有些犹豫。我告诉他们，我们可以做深层的工作，不做也可以，或者做介于深浅层面之间的工作。同时我也会告诉他们，我的工作方式结合了很多以前我接受过的训练，比如我的心理治疗背景。此外，如果工作方式有重大调整的话，我会确保这个改变是他们想要的，之后才会采取新的方向。这样做通常会更加清楚明了，确保他们不会和我花15年做精神分析！

总有一些客户感觉在教练关系中"做自己"不是一件容易的事情，这很正常：只有脆弱展现出来信任才会建立，客户不能也不应该无缘无故地卸下心理防御。有些客户是被送去教练的，有些是自己主动选的，有些也许压根不想来，有些的确是真心要来的。因此，从与客户第一次接触开始，我会留意客户内心、教练关系及我内心的潜意识因素，包括防御机制、移情、我自己的反移

私人心理顾问：咨询与教练技术的整合

136

情，这跟我在心理治疗时的做法是一样的。

一旦双方达成合作，我们会商定会谈频率、会谈地点、取消或延迟条款、保密机制（包括企业所有的报告要求及三方会议，较之高管，这更常见于中级管理层）、会谈间隔期间的支持联系以及评估。账单具体事宜通常和他们的培训资助人或人力资源总监协商。在教练合约期间适当的时候，在征得客户的同意下，我可能会收集360度匿名反馈。此外，我还可能会用心理测量剖析或其他评估工具来找出他们的优点及重点发展方向。加上其他的数据，这将揭示教练目标及成功手段，可能的话还能把他们自己的目标与企业目标联系起来。高管中最常见的目标是少一些绩效驱动，多一些领导风格、意义追求，有时候仅仅是为了多一些思考的时间，因为他们在其他地方并没有时间思考。另外，如果我的工作任务是危机管理，以上这些步骤（比如360度反馈或剖析）可能就不适宜了，至少在早期阶段是这样，因为这要等到心理平衡重新恢复后才能做，而这可能需要一些时间。下面的例子将进一步说明我的上述观点。

珍妮

珍妮是一个快消数字电视企业新近聘请的首席执行官。珍妮所在公司的人力资源总监很快就注意到她生活节奏快、工作时间长，于是提出要帮她找一个高管教练，珍妮也同意了。在正式教练前的接待会谈时，珍妮告诉我她的主要目标是学会如何更高效地处理压力，与董事会建立良好的关系，提出公司开拓新市场的计划；因为珍妮刚来这家公司，所以360度反馈法并不适合她。珍妮认为这是个十分直接简单的问题，所以在第一次教练会谈里她探讨的都是关于这三个方面的问题。我的重点是私人顾问的"与客户同在"维度，很明显，珍妮想快速地推进这个进程，一个个地打勾，就像对待会议议程的任务一样。珍妮语速很快，甚至她在谈到自己的压力程度时涉及的都是表层的内容。我几次试着鼓励她放慢些速度，更多地以反思的方式进行交谈，她都笑着挥挥手否决了我的建议。我没有过早地发表观察结论。在3周后的第二次会谈中，她告诉我公司的情况不是很好。公司的某项业务存在着严重的欺诈行为，而且有一段时间了；她手下一位身居要职的经理被拘留停职了。几天过后，一些其他问题也出现了，从某公司员工对某高管心怀不满到几家供应商投诉公司迟迟未付款。这一桩桩一件件使得她和新同事的对话并不轻松。别忘了我的重点是"与客户同在",这让珍妮能够自己想通这一切,她也很有效率地做到了,但是语速还是很快。我们到"与客户一起做一些事情"维度时,我们讨论了应对各种不同的情况及同时协调工作量的策略,于是她决定在处理这些重要问题的时候,下放一些责任到她的高管团队去。在第三次会谈中,珍妮跟我说事情都在她的掌控之中,她第一次的董事会议也表现得不错,但是她为那次会议准备了好几个晚上和周末。而且她遇到又一个打击:一些重要数据外泄使50000名消费者受到影响,行业新闻也报道了这件事。公司发生的所有这些事让她的压力一天天加大。珍妮泪汪汪地吐露说感觉自己力不从心。她没想过会发生这些事,在她的职业生涯中也没有遇到过这种情况。之前她很想要这份工作,但是现在她感觉身单力薄,似乎被董事会"欺骗"了。她还没有把一些责任下放到她的高管团队,而且她的另一半一直催促她离开这家有毒的公司——也许他是对的,但是她现在还不想放弃。

　　我能感觉到她的失望、愤怒、挫败和内在矛盾。如果我在这个时候进入教练阶段或"与客户一起做一些事情"的话,我可能会开始问她认为自己有什么选择。但是我没有这样做,我继续全神贯注地听她哭诉。她接着倾诉,轻轻地擦干泪水,突然想到她以前其实遇到过这种情况——那是在她22岁第一次当管理者的时候。她刚刚受到提拔,管理别人,然而1周以后人家要求她裁掉20名员工,然后改组一个部门。她以前没有被训练过如何处理这种情况,所以她当时挺挣扎的。她不敢寻求帮助,一直坚持到最后自己病倒,最终不得不请了两个星期的假。她当时对他们和她自己说是流感,但现在回想起来很可能是因为压力大而病倒。意识到这点之后,珍妮向我诉说了更多的事。在她还小的时候,父母在自己开的店里工作时间很长,所以她就主要负责照顾患有残疾的妹妹。既要兼顾学业(她很聪明,也很有学业追求),还要担负起照顾妹妹的责任,她没有很多时间交朋友,所以在成长过程中,她觉得自己跟别人"不一样"。珍妮越来越放松,讲述了越来越多的故事,她开始理解这些故事及它们与自己目前所处状态之间的联系。我持续给予她关注,与她"同在",珍妮更加清楚地知道接下来需要做的事——向董事会寻求帮助,让她的高管团队更多地分担压力，更加系统策略地处理事情，以及更好地平衡工作与剩余的时间。珍妮进入了"再平衡"与"生成"阶段，重新意识到能够自我鞭策到什么程度、明白她之前设想的不同程度是什么，以及她有多不愿意向人寻求帮助。

高管教练整合模式带来的挑战

"管理折中主义"对于一些从业者多元化及相对灵活的工作方式确实有用，但整合模式同时可能会给从业者带来以下几点挑战。

· 首先，不管如何小心注意，我们可能会忙着考虑各种模型、工具和技巧，在预定服务过程中向客户介绍它们，导致最后我们给予客户的关注度下降（Aspey, 2010）。

· 其次，跟很多同事一样，我也受过各种训练，书架上也堆满了许多读过的和没读过的书籍，我自己曾承诺要进行一个为期6个月的阅读假期，结果从来没兑现过。此外，我没有碰的还有期刊、杂志、博客和一些训练课程，个个翘首以盼想要吸引我们的注意。我们很容易用那些最新最刺激的想法来轰炸我们自己和客户，除非在整合模式下工作，要不然从业者可能会面临"非系统性折中主义"的危险（Grant, 2011a）。正如哈恩和布拉斯（Haan & Blass, 2007）指出："教练的工作方式非常依赖直觉，因为他们对于多样的教练方式很少给予理论依据……简而言之，在肯定地说明什么方法适用什么情况前，教练仍大致是靠直觉的工作。"这也意味着我们也许并非总是知道哪些凭借直觉选用的介入方式是最有效的，因为我们可能并不是一直采用这些方式，所以也不能说它们是被反复测试和验证过的。

· 第三，整合模式可能比较难寻找和获得督导。所谓的"第三种方式"即整合模式仍处于起步阶段，要寻找在高管教练和心理治疗这两个领域经验都很丰富，同时又支持这种工作方式的督导并不容易。我发现在督导期间，无论是接受督导还是我自己担任督导，脑子里牢记整合模式与在教练时牢记整合模式同样有用。这能引领我们一起在这片新的土地上开拓新的篇章。

本书还充分讨论了包括边界管理、整合工作模式的道德伦理在内的其他挑战。现在我想更加详细地探讨私人顾问模式，因为这与我自己的整合模式相关。

高管教练的私人顾问模式维度

深度工作

《身在，心在》（*Wherever You Go, There You Are*）是乔·卡巴金（Jon Kabat-Zinn, 2004）所著书目，主要讲述培养正念。这个词倒提醒了我，虽然有很多人认为自己有工作角色和个人生活角色，但是这两种角色不总是分离的开——我们把完整的自我带到工作中来。同时，理解过去、现在和潜在的自我是整合模式的关键。有些教练会对"仔细探究"客户的过去有所顾虑，但是我们难以逃避这样的现实，那就是人们性格形成的关键期和过去的经历影响塑造了今天的他们。客户也许忘记了过去自己拥有的成功经历和积极信念，但如果在艰难的时刻重温这些经历和信念对他们而言是大有裨益的。他们也许对那些自我限制性的主观看法深信不疑，因此他们畏缩不前，比如"我干这个不行的"，还可能花费大量的情绪能量去保持冷静，而这精力本该更好地用来转变自己的视角。有时候我会遇到所谓的"冒充者综合征"（imposter syndrome，又称"自我能力否定倾向"）（Glance & Imes, 1978），亦即虽然所有事实表明他们的确是有才能的，但是他们却不认可自己的才能，隐约担心自己不配得到现在的地位，所有这些都是偶然，总有一天他们会被人揭穿冒充者的身份。

如果我的客户打算增强自身能力，即能够开始并应对改变、忍受不明确、应对别人的不确定性、清晰地思考、在十万火急之时保持冷静、经历高潮和低谷、愿意做一些可能有用或者没用的决定，以及企业对领导者期许（有时候不切实际）的其他能力，我认为自我理解对于发展以上这些能力是非常重要的。他们要能够从自我友善而不是苛责的立场去评判自己的新旧行为习惯，然后决定是否想要改变，以及他们可能会如何去做。承认某些方面受到过去的影响，并认识到自身敏感问题，会使他们尝试做出改变的时候更有力量。并且，也许客户得益于挑战才到了今天的位置，帮助他们理解过去的经历可能会格外振奋人心。我此前提到，在教练适当的时候我们可能会拿到客户过去和现在的资料，他们的目标会在资料里面。但是，这个阶段我总是很小心，不会急促地分析客户给出的回答或贸然提出建议，因为我们只有在教练时花费足够多的时间与客户"同在"，我们的深度工作才可能实现，才可能产生作用。

"与客户同在"：倾听与支持

"与客户同在"和"与客户一起做一些事情"于我而言是两种不同的能量。我自己"同在"的方式是以南希·克兰的"思考环境"（Thinking Environment™）（Nancy Kline, 1998）为依据的。思考环境认为"我们所做任何事的质量取决于我们一开始所做的思考"，我们思考得最好的时候是有人帮助我们思考的时候。这是围绕克兰所谓的"十大元素"提出的观点，十大元素的核心是持续关注，另外九个元素分别是安心、平等、鼓励、赞赏、多样、信息、感受、场合以及"关键性问题"（Incisive Questions™）（面质客户自以为是对的但可能是错误的主观看法，这些看法往往会限制客户自身发展）。在思考环境中，每一个元素都有其意义及作用。这个理论框架最初是由克兰在20世纪70年代针对教育领域提出来的，之后在领导力发展领域也有提到。有意思的是，近年来高管教练领域对这个框架的关注度突然增加。可能是因为高管现在被信息轰炸，有那么多的决定要做，思考的时间和空间却很有限。现在的高管要参加会议、阅读材料、接听电话、管理员工，理解复杂事物及参与科技竞争，他们要做的事比人类历史上任何时候都多。

私人顾问模式下描述的"真诚倾听"是思考环境的核心——兴致勃勃地、投入地倾听客户吐露心扉，期待他们接下来诉说的内容，鼓励但不打断客户，让他们能够自由充分地表达情感和观点，持续不断地给予他们高度的关注以鼓励他们思考。这就意味着要相信客户在我们的支持下能够自己独立思考、突然顿悟、独立提出策略方案以及制定自己的目标。

通常在教练中我会首先问他们简单的问题："你希望思考什么方面的内容，你的想法是什么呢？"之后我会花上至少70%的时间重点放在给予客户关注

141

上。除非我确定客户已经不能自己思考下去了，我才会打断或提出新问题。只做这些似乎就能让客户进行自我教练。他们会大声地提出自己的问题："我真的是这样想的吗？"他们会处理自己的主观看法："现在我说出来了，我知道了这不是真的。我当然知道如何处理这件事。"他们靠自己建立事物之间的联系："我是不是比自己想象中更喜欢我的老板？"这种方式的"同在"似乎创造了一定程度的安全感，客户能够拾起从前自己不知道的想法和感觉，甚至拾起"未意识到的已知"（Bollas, 1987）——前意识程度上的"已知"，但自己还未真正意识到。因此，他们能够适当地释放自己的情感，自我生成新的前行方法，通常不需要教练过多的口头鼓励就可以做到。在思考环境中，客户能够根据自己的需要去进行深度和表层两个层面的工作。

克兰提出为了达到这种程度的自我教练，需要关注三个方面。

① 内容：客户实际在说什么。

② 回应：客户所说内容会唤起我们内心的什么。

③ 思考环境：在我们的意识里谨记十大元素。

为了给客户提供尽力思考的最佳环境，产生好的想法，教练必须平衡好以上三个方面。

"大脑边缘系统共振作用"（limbic resonance）（Lewis et al., 2001）这个术语描述的是当人们与他人内心状态互相和谐一致时，大脑边缘系统的移情快感上升的状态。这个及在神经科学和教练的其他（Rock & Page, 2009）进步显示了以特殊方式与人同在能够安抚杏仁体（大脑边缘系统中的两块区域，控制人类的愤怒、逃避和惊恐反应），创造安全感、信任感和依恋感，生成诸如多巴胺和血清素之类的"亲近"激素。这让充分探索我们的想法及产生新的想法成为可能，因为我们不会受到恐惧的影响。

在高管教练过程中，关系本身似乎能够极大地促进学习与发展。客户经常举例说他们如何重新创造在我们的教练关系中发现的一些积极元素，然后运用到与他人的交往中去。这也许只是简单的"多倾听"、"不要过早下结论"或在

私人心理顾问：咨询与教练技术的整合

急不可耐地下结论或给出自己的意见前多问别人"你还有其他的想法吗？"。

"同行动"（与客户一起做一些事情）：再平衡与生成

我在其他地方提到过（Aspey, 2012），有些人认为教练"比咨询更有鞭策感、更加积极以及更偏向于双向对话"，因此问的问题也比咨询中更多。我当然知道我在教练时比在咨询时更为乐观、目标更为明确，但是我认为与客户"同在"是最有价值的事情，有没有价值不是单单看我们问了多少问题。举个例子，与珍妮"同在"，给她空间表达自己，这让她能够进入再平衡阶段，发现及解决内心矛盾。每次会谈的情况也许有所不同，某些会谈的"同行动"比"同在"要多，有些时候则相反。这取决于客户当时所希望解决的重点是什么。不过在再平衡与生成阶段，我们一定不能完全将"同在"抛之脑后——我愿意把"同在"看作是贯穿一首乐曲中永恒不变的音符，主旋律围绕着这个音符优美地响起。在思考环境中，我们从未完全停止演奏这个音符。

"同行动"阶段更能让会谈进入更有方向性、积极主动、聚焦的及目标导向的模式。这里我们可以为客户提供更中肯的意见及崭新的视角，或者帮助他们审视起因及无用行为的诱发因素。高管和我们一样，都会经历起起落落，有风生水起也有祸不单行，有成功也有失败。但是，高管及他们的行为更受人关注，他们失败的代价也更高。工作场所可能是极易引发焦虑的地方，是一个我们需要证明自己、获得认可、面对拒绝、非赢即输、不生存就毁灭的地方。高管"翻车"通常源于客户试着重新获得掌控，但是却因此做出伤害别人或自身声誉的行为，抑或是这种情况产生的巨大压力最终"压垮"了他们。人们的行为和反应有时候反映了他们的焦虑，这是很自然的现象。对于一些人来说，教练关系是世上为数不多的关系，在这儿人们可以放心地谈论个人的或工作上的焦虑及成就，不用担心受罚或被人瞧不起，在他们庆祝成功的时候也不用担心会被人指责玩弄权术或吹着胜利的号角到处宣扬胜利。让别人认可你的成功与获得成功本身同等重要，因此，很多客户不会向他们的家人倾诉自己对于工作上的忧虑，他们害怕这会让家人担心或失望，因而选择独自承受一切，而这种负担有时候是十分沉重的。

在征得客户的同意后，与客户分享我们的看法，有时候可以帮助他们在概念、认知、情感或行为层面上获得有效再平衡。例如，询问是否可以给他们提供一些反馈意见，或者温和却直接地面质他们刚刚说过的内容，或者画图解释一个可能帮助他们进一步独立思考的模型，又或者提出另一个角度供他们思考。我们可以询问他们在该次会谈中还想达成什么目标并为什么新的目标而努力，新的目标背后可能隐藏着一些让他们畏缩不前的假设。在思考环境中，我们将其视为"独立性分布范围"（spectrum of independence）（Aspey, 2013），一端是客户的独立思考，另一端是教练给予的指导。当我们不再给予客户持续关注时，而是提出问题或给出建议或挑战他们的观点，我们自然而然地进入更为指导性的模式。当我们保持小心谨慎时，指导性模式是必要及大有裨益的做法。同时，这可能是教练最需要意识到自己向客户兜售新鲜出炉的最佳管理及领导力理论观点强烈欲望的时刻！

运用"思考环境"可以带来强大的力量，我的一位同事在督导时首次将其运用到她的一位新高管教练客户身上后如是说：

他告诉我他当初来教练的时候以为我会给他意见和建议，告诉他做事情的最佳方法。在他的公司里，拥有一位高管教练是荣誉的象征，他觉得这钱要花得值才行！他随后告诉我他以为我会教给他一些新的东西。他的确学到了新的东西，但完全不是他之前所以为的那样。他说只是跟我聊天就让他轻松不少，包括谈论他的角色、他与老板的关系，甚至在他父亲去世后艰难的求学岁月，还说到他到现在依然非常想念他的父亲。真的就像分担压力一样。他从来没有这样深刻地想过他这样做的原因。而且，当他在说这些事情的时候，他是在学习，并且回忆他对于过去发生和现在工作中正在发生的事情的反应。这个过程有惊人的作用。他说在会谈过后真的很受鼓舞，一点儿也没有感到被人评判的意思，感受到的仅仅是支持。这真是意料之外的体验。

我在本章节概述了我自己独特的整合模式及选择这种工作模式的原因。整合模式已经存在一段时间了，而且我认为无论如何称呼我们与客户所做的工作，我们应该时刻谨记四大本质要点：客户需求、客户生活与工作环境、与客户达成的合约及我们满足客户需求的能力水平。客户的需求并非仅是在第一次会谈中出现的需求，而是在整一段教练关系中可能出现的需求。

　　帮助高管摆脱过去那种无益的情感、思考和生存模式，并渴望得到全新自由的情感模式，这是世界上最有意义的工作之一。在我看来，私人顾问模型对于重新理解整合工作模式及其意义是非常重要的一步。

第十二章

面向青少年的私人顾问服务

卡罗琳·芒比（Carolyn Mumby）[1]

随着面向年轻人的一线服务消失或面临巨大威胁，讨论青少年咨询和教练的新的整合框架的必要性，似乎相当于"琴照弹，休管罗马大火"（大难临头袖手旁观）。套用凯瑟琳·泰特（Catherine Tate）在十几岁时经常说的劳伦（Lauren）的一句话："我们在意吗？"但是，由于用于支持年轻人的资源日益减少，而且往往以那些最需要帮助的人为目标，我们比以往任何时候都需要确定创新的、高效的、具有成本效益的和迅速的应对措施，用以支持所有年轻人的发展和变化。卡罗琳探讨了使用私人心理顾问模式为年轻人提供整合服务的观点，这种服务可以满足他们的需求，回应他们的偏好，并具有足够的灵活性来应对青少年生活的快速波动。

---

[1] 卡罗琳·芒比（Carolyn Mumby）：资深教练、治疗师和督导，在促进个人和组织发展领域方面有20多年的经验。她致力于创立适合年轻人的个体咨询模式，长期担任年轻人，尤其是创意行业年轻人的独立顾问。

引言

青少年的一线服务正在消失或者说面临着巨大威胁，这时候探讨青少年咨询和教练的全新整合框架的需要也许乍一看就是现代版本的"对火吟诗"❶。稍微改一下《凯特秀》（ *The Catherine Tate Show* ）中无所不在的青少年劳伦（Lauren）的流行语："你觉得我们在意吗？"但是随着青少年援助资源的减少，并且这些资源主要针对的是那些最需要帮助的群体，为了能够在青少年成长和改变阶段帮助他们，我们寻找创新高效、性价比高又快速的全新应对方式在目前来说显得尤为重要。

本章将会描述部分青春期的动力和特点，以及为帮助青少年过渡到成年期，向他们提供可用的整合援助服务的重要性。此外，本章还会揭示青少年接受教练的必要性。在一些案例中，青少年接受教练已成为现实，虽然常常在私底下进行，也可能不是每次都能达到最佳效果，但许多青少年的咨询师采取了更加积极主动的工作方式。最后，本章会检视私人顾问模型及研究整合框架如何能包含和支持青春期多变的关注点及成年早期的挑战；另外，探究整合框架是怎么在关系中提供有助于他们恢复的积极支持，高效匹配不同青少年群体的需求。

发现自我的压力与迷失自己的危险如此紧密地联系在一起，人生中没有其他阶段如此。

（Erikson, 1968）

11 ～ 25 岁的青少年正在经历一段急速成长及快速变化的时期，他们即将面对的未来可能让他们兴奋、不知所措又充满着不确定。他们开始由童年（小心约束下）的自由直率转向成年的独立、机会和责任。如果他们在孩童时期缺乏安全型依恋，并且（或者）面临某些困难，在他们的现状中难以寻求足够好的支持系统，那么他们通向成年期的旅途就会更加危险，结果也会有更多的变

---

❶ 公元64年罗马城发生了一场大火，大火持续了整整六天，可罗马皇帝尼禄（Nero）却登上米西纳斯塔（Tower of Maecenas），在琴声的伴奏下吟诵特洛伊末代国王普利阿莫斯（Priamns）为特洛伊被焚而作的挽诗。此处意为危急关头不干实事。

147

数（Wingfield, 2008）。同时，我们可以把青春期视为一种风险与复原力共存的"舞蹈"，快速生长的身体里面有时会经历急剧变化的情绪体验，青春期阶段的观念不断地经受考验、重新塑造。青春期的大脑还是灵活的，反应很迅速，并且正在经历重要的重塑时期，更多常用的脑回路隔离开来，以此来增加信息传递的速度和效率。正如塞康比（Sercombe, 2010）所述："这首先始于对生存而言更基本的大脑深层结构，包括处理社会关系的脑回路，然后发展到与负责意识思考和推理相关的大脑部分。"

大脑似乎很好地遵循了"用进废退"这个原则，并且在人生的这个阶段，青少年似乎会更加容易受到负面经历的影响，同时对正面事物的感受能力也会增强。在性情和才能方面，风险性与复原性因素出现在个人、家人及社区中（Coleman & Hagell, 2007），这可能对于某些青少年来说十分有益，但遗憾的是，这对另一些人来说却是缺失，甚至是威胁。在青春期的早期阶段，青少年的自由度也许更高：独自或与朋友四处溜达、发短信、聊天、闲逛，这是一段满是刺激及冒险的时期。同时，他们的某些负担更重了，沉重的书包象征着他们不得不肩负、铭记及忍受的一切。同伴团体也许能够提供帮助、鼓励和喜悦，但是也带来了中伤和攻击。青少年正在放下过去而继续前行，学会接受，勇敢面对，并自主决策。然而，在这个剧烈变化的时期，青少年要在保持自己个性的同时又要合群，以及通过教育培训和工作为自己的未来做铺垫。

青少年愿意接受的服务——"同一屋檐下"

青春期向成年期的过渡是复杂的，有必要早日进行干预以调解潜在风险，支持并发展适应性。考虑到以上原因，难怪青少年更偏向于接受的服务是那种整体性的回应，最好是在"同一屋檐下"进行：

青少年有许多问题，他们更愿意走进一个专门和青少年打交道的地方……来到一个地方就可以解决他们所有的问题，这非常好。我不想一遍又一遍地说明我的情况，因为这很难，而且让人心里怪难受的。

（20岁男性；Kenrick & Lee, 2010）

148

精神健康基金会（Mental Health Foundation）经过大量研究发现，青少年想要的是"整体化的服务及多样化的支持，以满足青少年的精神健康、情感健康及实际需求"（Garcia et al.,2007）。

YIACS整合模式

为回应青少年多样化的需求，Youth Access 代表了给200位青少年提供信息、建议、心理咨询与支持服务的系统（以下简称YIACS）。在全国范围内，YIACS认识到提供整合服务的重要性已有一段时间了，这种整合服务为苦恼的青少年提供心理治疗，为处于问题边缘的青少年提供支持性干预，提供积极实际的支持以挖掘青少年的潜力，这些服务从他们的青春期一直延续到成年早期。通过采用诸如心理咨询及其他类型的心理疗法、意见建议、健康诊所、社区教育及个人支持等干预方式，YIACS提供针对青少年的一种结合早期干预、预防及危机干预的独特综合服务。

面向所有青少年，YIACS提供有针对性的专门服务，并设有通用访问点，支持面临各种各样问题的青少年（这些问题通常相互关联）：

· 社会福利问题，如补助金、住房、债务、就业；

· 精神及情绪健康问题，如抑郁、自卑、自残、家庭问题及压力；

· 范围更广的个人及健康问题，如关系问题、性健康、毒品与酗酒、健康饮食；

· 实际问题，如职业、理财、独立生活技能。

（Kenrick & Lee,2010）

YIACS被认为对于16～25岁青少年的作用尤其重要，因为这一成年初期群体面对的是从青春期过渡到成年期这一阶段的特殊问题，并且他们有可能会被遗漏在儿童和成人服务的裂缝中（Social Exclusion Unit, 2005）。

积极咨询模式

针对青少年的咨询服务通常会借鉴接受过普通成人咨询培训的咨询师的工作经验。这些咨询师的技能包括认真且深度地倾听、共情和包容心、积极关注并尊重客户的世界及意图。咨询师提供反馈及支持，这使客户能够摸索自己的想法、体验自己的感受、明白自己在做什么以及可以选择哪些不同的做法。而且，针对青少年的咨询服务已经得到了很大程度上的发展，来满足青春期对于更积极模式的需求。经验表明，如果咨询师意在给青少年提供最优化支持，那么他们需要提供更多的东西。为达此目的，Youth Access特别提供专门培训，帮助咨询师增加知识储备及提高技能。青少年会对灵活热情的模式作出回应。青少年来咨询的原因往往是自觉悲观失望，一周过后又变得相对自信愉悦（或者反过来！）。这两种情况对他们来说也许在某种程度上是真实的，成年人也一样。但是，青少年对于自己的感觉及对自己所处境况的认识也许更容易受到外界影响，也会经历更快速、更大幅度的改变。

爱利克·埃里克森（Erik Erikson, 1950）在他的人生阶段理论中提出青春期的任务是处理同一性、方向及角色混乱问题——成为你自己并与他人分享这样的你。对处于儿童期的孩子来说，成长绝大部分取决于"别人对我们做了什么"，而在青春期，成长很大程度上取决于"我们做了什么"。青春期处于向自我独立的积极转型状态，更积极主动的模式可以支持这个过程（Mumby, 2011）。

积极的咨询一词是由凯瑟琳·吉尔达德及戴维·吉尔达德（Geldard & Geldard, 2010）用来描述以存在主义哲学及建构主义思维为基础的一种过程。该理论基础支持青少年回顾反思他们过去的经历并从中汲取教训的过程，并支持青少年观念的考验及改变——这是青春期非常重要的部分。这种方式涉及多种策略，包括象征、创造性、认知行为及心理教育策略。这些选择使咨询师能够结合一些青少年沟通过程（包括说些题外话及增加透明度的需要，并且在不危及心理治疗框架的前提下让他们更多地展示自己），更好地与他们相处。

私人心理顾问：咨询与教练技术的整合

发展良好且充分的依恋感的重要性

　　这个认真倾听并且彬彬有礼的成年人也许让一位青少年第一次也是唯一的一次获得被人倾听的体验。青少年一开始可能会被吓到，感到不太自在，这种体验是需要他们学会适应的。如果青少年在孩童时期曾经遭受过暴力，这可能会导致他们不自觉地做出生气的回应作为防御手段以防自己受到可怕的伤害（Batmanghelidjh, 2009）。他们可能想要逃离和拒绝这段新的关系，要不就是完全陷入并紧紧抓住这段新的关系。那些可能从更深程度的依恋中获益的更容易受伤的年轻人，可能需要接受更长程的咨询。这样的话，可以花时间来建立这段关系，有时候以普通方式逐渐了解并评估对方，安全地体验一位支持性成年人热情而非入侵式的关注，之后青少年才能够处理因混乱或危险的童年带来的更深层的伤害。

　　此外，对于另外一些青少年来说，一次会谈也许足以让他们安心，理解并可能解决自身的问题。他们也许会认为不需要更多的会谈了——他们现在"没事"了，他们想要继续前行。米尔纳和贝特曼（Milner & Bateman, 2011）"发现孩子们也许不希望或者感觉无法去探究他们现在挣扎的原因，但是的确希望局面可以改变"。

　　还有一些青少年则在过去与现在或未来之间徘徊，他们探索过去的问题，关注此时此刻，或关注未来他们想如何改变行事方式。凯瑟琳·吉尔达德及戴维·吉尔达德（Geldard & Geldard, 2010）讨论了积极主动的咨询师运用青少年沟通过程的重要性，也许其中有很多内容成年人会认为是"题外话"：

　　因为青少年不断地改变他们的观念，他们经常同时要和许多不同的想法作斗争……说些题外话能够让他们处理新的想法而不是搁置这些想法。

　　凯瑟琳·吉尔达德及戴维·吉尔达德（Geldard & Geldard, 2010）继续强调道：

　　题外话同样是非常有用的，它能够让青少年可以不去想那些让他们非常烦心的事情。换个话题，他们可以不去谈论那些让他们情绪激动的问题，而是谈

151

论一些不那么难受的事情。一段时间过后，当对话氛围不那么紧张的时候，那么他们可能会回过头来讨论那些让他们情绪激动的问题。

这是我的经验，这种不进行深入交流的"题外话"的确会发生，这不仅在一次会谈中会出现，而且在更长的时间跨度内也会出现。通过努力解决实际或紧迫的问题或者花一些时间在愉快的活动上，青少年可以巩固深度会谈成果，这对他们而言是有益的。心理治疗过程也变得更加容易消化和驾驭，并且这能够加强青少年和咨询师之间的信任关系，然后再回归深度会谈。

面向青少年的教练怎么做

我在培训专业咨询师时发现，许多在学校工作的咨询师开始探寻一种更为积极的工作方式，他们中的有些人先前没有任何在青少年中心工作的经验。要与青少年建立关系，以创新的方式帮助他们表达自己的感觉，清楚他们希望要做的改变，辅助他们实现自己的目标，那么积极的工作方式是非常必要的。对一些咨询师来说，这几乎是一个"问心有愧的秘密"。他们感觉自己不知怎么的就偏离了"纯"咨询的道路。以既定方式采取积极的工作模式意味着，虽然不管在学校还是在YIACS中，教练这一截然不同的业务似乎很少面向青少年群体，但是这些咨询师的确在采用一些教练中常用的方法。

YIACS在不同地区根据当地的需求提供不同的服务，其服务是自由、独立及保密的；此外，YIACS还提供一系列以青少年为主的干预措施，运用整体方法来满足他们多样复杂的需求。在这些服务中，多学科队伍提供"全覆盖"支持。获取服务的灵活方式、无需预约的会谈、开放的政策，这些都意味着青少年能在友好又不拘束的氛围下主动寻求并逐渐熟悉机构所提供的不同类型的服务。他们也许一开始是想询问信息，或者加入志愿者队伍，不过之后可能会进入"隔壁房间"寻求咨询服务，因为这家机构是他们所熟悉和信任的。又或者，他们可能是被人介绍来做咨询的，然后经建议接触了机构内的其他服务，比如当志愿者的机会，或获得信息或建议，主要是帮助他们踏入更广阔的世界。

许多YIACS完全明白机构内部需要一股中心流。YIACS明白不同的专业人士培训出来是做不同工作的，但是骨干成员对所有种类的服务要有所了解，这十分重要，例如指导、建议、两性健康、支持小组、志愿者机会、青少年工作及咨询。YIACS形成了知识中枢，能让专业从业人员在不同服务中提供指导。有一些YIACS（可能并非故意）偏向于提供更为独立的咨询服务。特地保护青少年安全及促进治疗联盟的界限已经成为一堵"神秘的墙"。墙外，有许多的未知；墙内，咨询师在了解青少年的内心世界。但是，YIACS也许没有意识到在墙外有许多可用的流行方法也许能帮助青少年开发资源和建立信心；或者给他们提供实际支持，让青少年感觉到自己能够更好地应对当前形势。

我督导过一些咨询师，他们刚刚毕业，没有学习过任何专门与青少年打交道的课程，这些咨询师一直在研究青少年病理学。也许青少年需要的是对他们有益的合理建议，或者是结交朋友的机会，积极强化自身优势，学习新技能，或者理清他们的住房或教育选择。

只侧重于青少年的问题会给他们贴上标签，因此青少年咨询评估（Youth Access Counselling Assessment）标准的一个重要原则就是要同时强调技能与优势。

强化神经通路

核磁共振扫描最近的发展深化了我们对于大脑可塑性的认识，人的经历能够改变其结构特征。这种重塑能力似乎在青春期尤为显著，因为青少年的大脑仍处于发展阶段。西格尔和布赖森（Siegel & Bryson, 2012）称之为的"楼上大脑"（upstairs brain）正在发生着特别的改变——这部分大脑负责行为协调、主导关注、识别行动顺序及规划未来任务的功能。西格尔描述了人的经历如何在大脑中生成新的结构："当神经元一起放电的时候，神经元之间就产生了新的连接。经过一段时间以后，这些由放电产生的连接能够'重新连接'大脑。"

如果我们给青少年提供支持，让他们能够学会并练习以下技能，如解决问题、作出决策、提出解决方案并进行尝试和测试，我们就能够帮助他们建立并

153

强化神经回路，并提高他们的适应性及生活技能。如果我们与青少年建立信任关系，这一切就好办多了。

神经科学及教练专家保罗·布朗（Paul Brown）认为信任是一种重要的依恋情感，并提出信任会影响大脑，增强我们面对困难的能力。因此，他建议教练看一下鲍尔比（Bowlby）的依恋理论（attachment theory）："教练客户时会不断涉及客户的过去，忽视这点就如同建筑师不看地基一样。"（Brown, 2013）

我认为我们需要的干预模型是这样的：能够帮助青少年认识及探索自己，并在此基础上不断成长；能够让他们变得更强以增加安全感和自信心；能够让他们向上及向外发展，他们才能学会追求及获得更大的成就。

私人顾问服务——缺失的一环？

正如我们所见，针对青少年的积极心理咨询采用了教练领域中也用到的方法。同样地，BACP（2013b）认为教练是"本质上更加注重发展的干预"，而心理咨询"可能在本质上是更加倾向于修复性的干预"，并认为"一些现有的治疗方法……或多或少被视为在单一框架下结合了治疗与发展的内容"。BACP在同一份文件中还表明：

> 客户的需求及会见他们的方式要视为动态过程的一部分。比如，心理层面的问题也许会在教练过程中浮现出来。反之，通过心理咨询实现心理平衡的恢复也许能够进入更加注重发展层面的阶段。

（BACP, 2013b）

像私人顾问服务这样的整合模式会不会是青少年支持服务中缺失的一环？在这种整合模式下，从业者能够对多变的青少年做出乐观自信的回应。该模式认为促进和支持是必要的，认可青少年的乐观精神和相信可能的重要性，公开创造空间探索他们的志向，支持他们制订既切实可行又雄心勃勃的前进方案。

这样的框架秉承了"迷失自我的担忧"及"发现自我的压力"这两种理

私人心理顾问：咨询与教练技术的整合

念，提供空间解决这两个层面上的问题。该框架不会把治疗和恢复与青少年的志向及其持续不断的发展需求相分离。在该框架下面临转介时，我们能够以更加全面的方式看待青少年，因此也就避免了单单根据我们认为他们是否能够有所成就而决定是否将他们转介给其他服务的情况。就像一些青少年进入YIACS（青少年信息获取、建议或心理咨询）的一扇"门"，一旦熟悉环境及慢慢适应后会接触其他的服务，还有一些青少年也许会从标着"教练"的这扇门进来接受私人顾问服务。男孩子及年轻男士也许认为这比心理咨询更加容易接受，因为心理咨询可能让他们产生病耻感，或者心理咨询会让人认为这是偏向于医学层面的、更严重的问题。一旦信任建立，青少年就能够更多地倾诉自己，因此也更容易转变。如有必要，他们会转入到再平衡的恢复过程，这一过程一般与心理咨询领域相关。同时，这个模型为一些积极的心理咨询干预提供了用武之地，让我们能够在随后持续进行的服务中直接使用它们。同样，当青少年遇到新的挑战或失败时，他们拥有选择权，拥有这段关系，因而能够回顾过往，然后再一次重新定位自己。治愈不一定是线性的过程。作为成年人，如果我们进行了深刻的自我反思，我们会熟悉这种话题或障碍的重演，有时候发现又是老生常谈。如果我们珍爱自我，我们也许会进行更深层的反思或得到更深入的了解。珍爱自我可以通过一段积极的帮助关系产生，在这种关系里，往往有一位包容的倾听者。

改进私人顾问模型，与青少年沟通交流

我在BACP的《儿童与青年心理咨询期刊》（*Counselling Children and Young People*, 简称CCYP）发表的一篇文章里（Mumby, 2011）探索了如何改进语言在私人顾问模型的运用，以使青少年更容易理解整个过程并增加与他们的相关度。我还想指导从业者，帮助他们认识到工作重点的改变，认真思考青春期与生俱来的多变性。该框架涉及"同在"与"同行动"，包括带着尊重去探索青少年目前所处的位置，明确表示想要提供帮助，思考他们未来想要追求的位置。这个框架强调了贯穿始终的一个基本过程就是倾听。该框架还认同寻找情绪、认知与行为之间平衡的需要。这能够支持合作取向来进行风险管理，可能是过去存

在或对目前状况有威胁的风险，这些风险会打破青少年的平衡状态。与此同时，该框架明显将重点放在增强适应性上，并支持积极正面的冒险及试验行为，这让青少年能够获得成长并决定自己的前进方向。该框架认同不间断的支持能够促成青少年发生内在及外在的改变，并让他们能够承受并维持这些变化。

被倾听

"真诚倾听"开启了与私人顾问开始和持续工作的过程，让青少年得到"被倾听"的机会。年纪较小的青少年也许更加习惯听长辈的指引，什么事该做，什么事不该做，而不是让别人聆听自己的故事和观点。被倾听本身可以是一场强大又激励人心的治愈之旅。青少年敞开心扉也许需要一段时间，又或许有的青少年会立刻滔滔不绝地开始分享。他们也许需要时间来倾听自己内心的声音，收听自己的想法、感受和冲动。这部分的过程可能会涉及运用创新的方式与青少年打交道，鼓励他们画出或涂鸦出自己的感觉，运用家族谱图或生命线或生命空间图获得对自身所处境况更为全面的了解。这个阶段增强了青少年与从业者双方对于"是什么"的认识。倾听贯穿了私人顾问模型的方方面面，对于了解"过去发生了什么、现在是什么及未来有哪些可能"十分重要。

寻找平衡

青少年心理咨询的过程时刻强调倾听，位于第二象限的"再平衡"同样也是无处不在的：提供识别及探索情绪的空间；观察可能导致僵局或维持僵局的思考模式和行为模式，观察青少年内在自我中的不良或未解决的冲突；观察他们与其他人的关系中不良或未解决的冲突。"寻找平衡"也许对青少年来说更容易理解。这个过程的部分任务就是弄清青少年做得好的方面。以焦点解决为导向的方法在这里可以派上用场。

青少年也许生活在困境中，这不是他们自己一手造成的，又或者他们现在还无力改变目前的境遇。理解并承认这一点也许会增强他们的韧性。在他们能足够独立自主地离开或做出改变之前，探索应对的策略十分重要。对一些青少

私人心理顾问：咨询与教练技术的整合

年来说，步入这个阶段也许正是他们需要的。

继续前行（生成）

第三象限让我们进入到教练领域。"生成"也可以表述为"继续前行"。这也许涉及使用可视化方法、探索选择、作出决定、制定目标及测试解决方案。对一些青少年而言，这也是抛弃此前可能会产生不良后果的旧模式及旧习惯的行动。这个生成想法及尝试新行为方式的空间可能涉及有计划的冒险行为，促使青少年跳出他们的舒适区。这样做能增加他们的信心，正如塞康比（Sercombe, 2010）所断言："我们发现当青少年面对风险并选择自信有力地应对风险时，他们会因此而改变。之后，他们会变得更加'成熟'，更为平衡，行动更有效率，思考得更加周到。"重视"生成"提供了良机，不仅可以修复已经遭受的损失，还能积极地增强复原力。

支持

一开始想到为青少年改进语言模式，我想到了第四阶段"支持"，也许表述为"继续向前"会更好。我当时认为这个阶段面对的是推动力，从业者在这个阶段会给予支持以使其渡过难关，保持动力。因此这就事关前行了。然而，我最近又重新思考了这个问题，这样表述并没有表达出"同在"的真实意义，而且从依恋角度来说，这也没有准确地传达出能够回归"抱持"的重要性，即由一位支持而包容的成年人提供的安全感。私人顾问或教练治疗师提供的这种支持可以得到强化，因为这位青少年的朋友、家人、同事、老师和（或）导师也可以为其提供进一步的抱持或鼓励。发现其他形式的支持可以增强青少年的独立自主能力。复原性的一个基本要素就是我们支持自己的能力。在这段关系中，信任逐步建立，在创造式聆听下，他们开始越来越珍爱自己。当他们评判自己少了，支持自己多了，他们才更有可能面对及解决难题。我们能从正念中学习很多："正念是一种觉察，它源于特殊的持续关注形式，即有意的、当下的以及不做评判的关注。"（Kabat-Zinn, 2012）

这给再平衡和再定位创造了空间。近期的研究发现，正念可以减轻压力和焦虑，降低反应力，减少不良行为，提高睡眠质量及自尊，变得更加冷静和放松，提升管理情绪和行为的能力，提升自我意识和共情……正念还有助于提高青少年的关注度和专注度，创新他们的思考方式，让他们更有效地利用现有知识，增强工作记忆，提高规划、解决问题及逻辑推理的技能（Weare, 2012）。

青少年可以在私人顾问模型下学习正念，因为他们正要寻找让自己变得更加冷静的方法，同时释放自身潜力（Burnett, 2009）。正是因为想到这个过程的重要性，我又重新启用了原来的名字，把这个阶段命名为"支持"。从业者支持嵌入学习过程，并在青少年经历改变的时候支持他们。这个阶段也许是寻找并验证其他形式支持的过程，毕竟我们所有人都需要各种各样的支持关系来度过一生。总而言之，"支持"于我而言是有用的，因为这是对需要自我支持和自我同情的认同，而我认为自我支持和自我同情是青少年和成年人在人生之路前行的重要基石。

一些问题

提供服务的从业者必须要清楚自己在做什么，还要具备提供服务的资质，并得到专业人员的支持及承担责任。"同一屋檐下"服务的好处在于其有机会保持不同职业的明确性和界限，并能够轻易转介项目内的其他服务，能够在一个地点作出灵活的回应，提供更加全面的服务。教练这个职业很少在儿童与青年服务中出现，并且我相信独立的教练也许是不够的，特别是青少年正处在脆弱时期，他们还在适应阶段。私人顾问服务能够让教练成为前行过程中紧密结合的一部分，激发想法，制订目标和行动计划，在韧性的基础上继续发展——但结合偏向治疗的干预措施会更好。

结语

在这个年代，受到经济下行的影响，义务及志愿服务大量减少，为青少年提供支持服务的倡议惨遭重创。涉及范围更广的公共部门与英国国民医疗服务

私人心理顾问：咨询与教练技术的整合

体系（NHS）的改革改组了结构及组织服务模式，那些得以生存的服务前途不甚明朗。志愿者组织通常是创新的源泉，能够激发创新及更加即时地回应不断变化的需求。然而，快速削减的资源增加了创新型发展的难度。通往独立自主和成人问责的道路还尚不明确，我们面临经济危机，没有了指引，安全网的提供能够帮助青少年探索前路。即使是那些有着社会资本、资历、关系和阅历的人，也不敢保证此番旅程的结果，终点在何处尚未可知。

　　虽然面临着经济压力，我们的社会不能撒手不管，不能让青少年巨大的潜力消亡于襁褓之中。他们有全新的视角，有决心和活力，有他们关心的事情，有激情、正义与创意。我相信提供私人顾问框架的教练模式，再加上其他有针对性的专门的YIACS服务，将会打造出一条创新的前进道路，同时又不需要大规模的重组服务。这将挖掘新时代青少年的潜力及满足他们不断变化的需求。这对我们强化服务和支持而言是个机会，不仅要应对威胁，还要应对来自青春期的精彩挑战。

第十三章

面向成瘾者的私人顾问服务

安·高芬斯（Ann Coffins）[1]

安·高芬斯考察了私人心理顾问框架在与吸毒成瘾的缓型期女性一起工作时的应用。通过两个案例研究，她探究了该框架如何整合不同的方法和技术。本章展示了私人心理顾问框架对于特定客户的灵活性。读者可以看到，尽管客户的问题很复杂，但是当客户开始以与以往不同的视角考虑问题时，改变发生了。同时本章旨在展示私人心理顾问框架如何在"深度"和"表面"层面上，以更整合的方式支持客户的需求，同时尊重与这些弱势女性一起工作的安全和伦理需求。

---

[1] 安·高芬斯（Ann Coffins）：在电信、计算机和媒体行业有超过17年的人力资源管理经验。有心理学学士（荣誉）学位，资深培训师和顾问，从事EAP、义工服务及私人执业工作，在公立及私营机构服务超过15年。

引言

基于前面章节对私人咨询服务（PC）框架的探讨，本章将考察该框架在获缓刑的成瘾女性身上的应用。"成瘾"这一概念有多种含义和解读，虽然如此，托茨（Toates, 2004）的描述却概括了本章的要意，他认为成瘾是"强迫性使用精神药物的行为，为的是去感受药物产生的心理效应"。阿特金森等（Atkinson et al., 1990）指出，最常用的精神药物包括：抑制剂（酒精、巴比妥酸盐、弱安定药）、鸦片制剂（海洛因、吗啡）、兴奋剂（安非他明、可卡因、尼古丁、咖啡因）、致幻剂（LSD）和大麻制品（大麻、大麻麻醉剂）。这些药物影响人的行为和意识，对大脑也会产生特定的生化作用。反复服用会产生生理和心理依赖。治疗成瘾不仅要摆脱依赖，同时还要找到导致药物滥用的根本原因并解决问题。

本章首先阐述了客户所处的环境及其背景，然后通过两个案例分析，描述如何将私人顾问服务模型应用于这一特定环境之中。目的是为了证明在与患者每周一次的会谈中该模型的灵活性，它适用于情况各异的不同客户。最后，本章总结出有效的私人顾问服务方式，并提出可供进一步探索的主题。

客户的环境和背景

本章讨论的私人顾问服务框架的客户为女性，她们都因获缓刑而入住指定宿舍。由于许可和法庭指令条件的差异，她们中的有些人正在押候审，有些则等待判决。宿舍里住着22名女性，她们的逗留时间从几周到6个月不等，之后她们将搬到永久性住所或被送进监狱。在逗留期间，她们努力提高自我效能感，并采取行动以降低自己再犯的可能性。她们可以离开宿舍，但次数有限。如果不遵守这一规定，或是违反其他规定，她们就可能被召回监狱。

宿舍里的女性有着不同的教育和社会背景：

·因人际关系问题而犯罪；

·是暴力和虐待行为的受害者和施虐者；

161

·生活因滥用药物变得更混乱；

·有自残史；

·有未经诊断和（或）治疗的心理健康问题。

虽然宿舍替代了监狱，但是住在其中也不容易，因为女性彼此更加接近对方，这可能会导致各种各样的争吵。宿舍里有15名工作人员，包括一名主管，由符合从业资格的缓刑监督官担任，两名副主管和一名负责药物滥用问题的工作人员。

留在宿舍的女性必须参与一个强制性的课程，如有需要，她们要与负责药物滥用问题的工作人员合作。这个课程包括为期六周的团体工作坊，涉及的话题包括人际关系、家庭暴力、安全和沟通。待在宿舍的女性有机会单独接受教练或心理咨询，不过这不是暂住宿舍的条件之一。由于这项服务不从属于留在宿舍和缓刑服务之中，这些女性会认为，她们能够在这个安全的环境中得到客观的支持。大部分女性都自愿参加，而有些人则是受到鼓励而参与其中，她们得到了暂住期间指派的主要工作人员的支持。

她们中的大部分人以前从未接受过心理咨询，有些参与过几次会谈，但由于服刑期间要转移监狱，总的来说会谈的次数有限。有限的咨询在监狱服务中很常见，这会削弱在监狱做心理咨询的长期效果。女性在宿舍里待的时间越长，干预措施得以持续进行，似乎增加了她们实现实质性个人转变的可能性。

将私人顾问服务模型置于该环境中考虑

虽然上面已经简要地介绍了客户的背景，但我们必须意识到，客户有很多个人问题，也往往在服用精神药物、抗抑郁药和其他药物。这些因素结合起来大大地增加了问题的复杂性和挑战性，使这些客户难以得到切实的支持。尽管如此，还是看到了成效，这主要多亏了齐心协作和对客户需求的关注。

在双方建立关系的阶段，第一个关键的步骤（重点在于"个人"层面）是理解客户并建立信任。在这些女性的生活中，理解和信任往往只是泡影。即使

162

是在宿舍的内部，这些女性之间也会存在信任问题，她们的关系很不稳定，这往往使得本来就让她们束手无策的问题雪上加霜，或导致新问题的出现。发展"个人"层面的关系和互动对于建立工作联盟关系至关重要，它的重点在于私人顾问服务模型的深度轴。在帮助这些女性时需要展现出一些特质，其中就包括金克斯和波波维奇（Jinks & Popovic, 2011）提出的真实、可靠而值得信赖、展现包容与尊重、为人正直。此外，灵活、信心、温暖、兴趣和开放也很重要。建立这一合作基础需要结合私人顾问服务框架的三个维度：客户、从业者或咨询师及两者的关系。本章后面部分将对此进行更详细的讨论。

我之前提到过，这些女性在宿舍暂住的时长各不相同，她们通常会得知暂住的大概时长，那么与她们沟通会谈的重点就比较容易了。例如，暂住8周的女性可能着重于人际沟通和自信，而暂住24周的女性则关注更深层次问题的应对，如虐待和（或）虐待关系等。

在达成合约阶段及整个过程中，明确关注的重点和可实现的目标，确保在会谈结束时，尽可能完成解决问题需要做的所有工作，或确保客户接受服务时的环境是安全的。尽管时间有限，但是运用深度轴并专注于客户的个人内心世界是可以做到的。了解潜在的问题也有助于在表层上做更多的实质性工作，这通常包括这些女性在宿舍内的经历（会谈中通常需要解决宿舍内部生活产生的问题）。从咨询师或从业者的角度（纵轴）支持客户需要运用间接和直接两种方式，这两种方式可以根据客户的需求而变化。

私人顾问服务模型的应用

通过重点分析两个案例，本节将展示私人顾问服务在该环境中的应用。临床结果日常评估（CORE）体系追踪客户的进展，这一体系主要衡量：

· 主观幸福感；

· 焦虑、抑郁、生理和心理创伤等问题的症状；

· 应对问题和挫折、处理亲密关系和社会关系等功能；

163

·对自身和他人的风险和伤害。

此外，还有一份评估问卷调查她们的人际交往和沟通方式、团队互动和个人效能。这些女性和为她们服务的主要工作人员在会谈前和会谈后需要分别填写一份问卷，以便追踪她们在人际交往方面的进步。与客户签订的协议包含了作为教练和（或）心理治疗师需要遵循的所有伦理道德和保密条款，有药物滥用问题的女性也承诺不会在药物的影响下参与会谈。每周一次的会谈只暂停过三次，原因是本章提及的两名客户滥用药物，不过她们都在接下来的一周以清醒的状态参加了会谈。

案例分析

这里描述的案例是暂住在宿舍里的女性，她们跟其他大部分人一样，可以被视为受害者。她们很多都曾经受到家人和（或）家人的朋友或配偶的性虐待、身体和精神折磨。处理虐待后遗症已经相当困难，桑德森（Sanderson，2008）甚至还发现，受害者由于应对失信和认知扭曲而产生的人际关系困难的创伤，可能和虐待本身一样严重。这一观点认为，这些女性为了逃避精神的痛苦和不堪的回忆而滥用药物。一项研究证实，儿童期性虐待（CSA）和药物滥用有紧密的联系。桑德森援引这项研究支持上述观点。

在这个环境中使用私人顾问服务框架，强调了咨询和教练之间界限的流动性，以回应这些女性每周出现的问题。为了展现独到而深刻的见解，下面描述的案例并没有赘述会谈中处理的全部问题，而是详细说明问题的特定方面。为达到匿名和保密的目的，客户的姓名和某些个人资料已经更改。

露西

露西，一名20岁的女性，因入室偷盗而入狱，进入戒毒中心前曾在宿舍暂住了两个月。她的父亲一年前去世后，她有一些需要解决的问题。根据她的陈述，她的母亲在她四岁时离家出走，留下她和父亲生活在一起。七岁时，父亲开始对她毛手毛脚。十三岁时，父亲性侵了她，并持续了好几年。露西描述了在这段时间里所经历的孤立和孤独，以及这段经历如何使她变得叛逆并开始

私人心理顾问：咨询与教练技术的整合

吸食海洛因。

结果，她开始进出福利院，在那儿度过了她剩余的青少年时光。卢尔可等（Nurco et al., 1997）表示，研究证明，成瘾往往与家庭背景有直接的关系，而父母监督不足、嫌弃、离异和冲突等父母和家庭的问题，往往会增加药物滥用的可能性。

17岁时，露西怀孕了。当时，她还在吸食海洛因。她带着女儿和男朋友的母亲住在一起。为了和男朋友一起吸食海洛因，她开始了小偷小摸、入室盗窃和卖淫活动。她来到宿舍时，医生给她开了美沙酮，她如今戒掉海洛因也有一年了。她还被诊断出患有边缘性人格障碍，医生给她开了治疗精神病的药物，不过她没有自杀或自残的倾向。从露西平时的行为和滥用药物的程度可以判断，美国《精神障碍诊断与统计手册》（第4版）（DSM-IV）对边缘性人格障碍的定义中包含了反社会人格障碍，与露西平时的行为和滥用药物的程度是符合的。

应用私人顾问模型

在刚开始的会谈中，露西弓着背坐在椅子上，说话时语速很快，眼神交流很少。药物的影响和混乱的睡眠模式让她的注意力很不集中，这种情况导致她的第三次会谈在开始后20分钟就被迫终止。将私人顾问模型"私人"层面应用于露西身上，结果发现她父亲的死加快了过去那些尚未解决的问题把她压垮的速度。她说自己和宿舍里的其他人很少交流互动。虽然她表面上又吵闹又强势，但内心却很自卑，使她无法与工作人员及其他暂住宿舍的女性进行有效的交流。

在"私人"框架内，互动的深度保持在一个可控的水平，使我能够理解露西的内心世界，并据此理解她现在的生活模式。在吐露心声的过程中，愈发明确的是，露西的问题很复杂，而且需要长期的支持。然而，一个没有先入为主的评判和假设的环境对她而言是安全的，她开始面对自己的情绪和认知，并对自己有了更深刻的理解。真诚倾听（第一阶段）对于与露西建立关系至关重要，因为她几乎不信任周围任何人，而且在谈论自己的遭遇时也难以启齿。此外，"顾问"层面探索了七次会谈中能够工作的方面并达成合约，同时向她重点表明了其他需要长期支持的方面，即她到了戒毒中心后接受心理咨询需要解决的方面（离开宿舍后，她将自动转到戒毒中心）。

据商定，露西的私人顾问会谈重点关注的是她与宿舍所有人交流起来都有困难这个问题。这是明确而迫切的需求，因为她与工作人员或宿舍里其他人的冲突可能使她被召回监狱。这也意味着，她不能到戒毒中心解决她长期以来的成瘾和心理问题。在会谈期间，露西变得更了解自己，积极地表达自己意见的同时也能尊重他人。在第二阶段（再平衡），露西和他人的互动使她开始了解自己过去的行为，并找到改变的方法。第二阶段并不否定第一阶段（真诚倾听），两个阶段在整个过程中是同时进行的。露西慢慢地开始分享她最害怕谈论的经历，而在过去，她通过吸食毒品把这些都藏在心里。通过这种分享，露西迈出了关键的一步——虽然这些经历让她难受，但是她需要接受过去，并了解她对海洛因上瘾的根本原因。

与露西建立关系（深度轴）包括要停留在她的内心世界，但是也要使用认知行为疗法产生表层的关注重点。露西能够认识到目前自己有问题的行为、思维和情绪模式，并开始寻找改变的方法。确切地说，埃杰顿和帕默尔（Edgerton & Palmer, 2005）的SPACE环形图有助于更好地运用认知行为疗法。其中，SPACE分别代表：

S——客户所处的社会环境；

P——生理机能；

A——行动或行为；

C——认知；

E——情绪。

在这个过程中，露西了解到了认为自己一无是处的这种核心观念会影响她的想法和感受。她看到了服用美沙酮、缺乏睡眠和饮食不规律对她的行为和反应的影响。

私人心理顾问：咨询与教练技术的整合

166

露西的人际交往困难凸显了她的社交焦虑，她不知道应该如何在社交场合表现得体，所以感到害怕。在第三阶段（生成），认知行为疗法让露西了解到她的设想和思维如何影响她对不同情况和人的反应，并开始寻求改变。对露西来说，要克服的一个主要障碍是改变工作人员对她的负面看法，即他们觉得她难以相处，无法沟通。她得到了支持（第四阶段），建立起自信，并找到她觉得容易沟通的工作人员。通过和工作人员经常性的交流，露西让工作人员得以理解和支持她，特别是在她遇到困难的时候。

露西需要努力改善的其他方面还包括疲倦，以及去年服用美沙酮产生的副作用。她开始记录自己每天的体能状况，还发现体能下降让她更易怒。通过第三和第四阶段的会谈工作（生成和支持），露西发现正是她混乱的睡眠模式和不良的饮食习惯导致了疲倦。除了参加宿舍的团体工作坊外，露西对生活没有任何安排，也很少锻炼身体，这让她更加无精打采。为了更有效地管理每一天或每一周，露西想出了一个计划，其中包括把服药的时间从早上改到晚上。她变得更有活力了，这一计划的效果是显著的，因为她在会谈时更加清醒了。慢慢地，她变得越来越自信，相信能改变自己从而改变生活。露西还学习了放松的技巧，这可以帮助她找到新的方式来安抚自己，而不是像以前那样依赖毒品。

露西七次会谈都参加了，并且能够在受控的安全环境中分享她难以想象的痛苦，在人生的大部分时间里，她都把这些痛苦压抑在心里。表层的会谈工作侧重于让她积极地沟通和表达自己的意见。这在后来的会谈中尤为明显：她笔挺地坐在椅子上，而没有低头垂肩；能够保持眼神交流；语气变得更放松，不像以前那么激动。认知行为疗法的心理教育方法使露西能够辨识出人际关系的行为模式，例如她与宿舍另一位女性的友谊。露西慷慨地付出大量的金钱和时间，但却从未要求回报。她意识到自己是如何竭尽所能来满足内心的渴望，即希望得到他人的接纳。虽然对露西来说，与他人互动仍然有困难，但她开始逐渐了解自己与他人的关系，工作人员也看到了这一点，并在她后期的自我评估问卷中提到了这一点。在更深层的方面，露西知道了自己成瘾的根源，这有助于露西为进入戒毒中心做好准备，并实现不被召回监狱的个人目标。

总之，与露西所做的会谈工作证明了教练和心理咨询紧密结合的价值，同时展示了私人顾问模型的不同阶段的积极效果，以及该模型与其他方法、过程和理论结合的积极效果。所有这些帮助露西迈出了重要的步伐，迈向自我认知和改变。在刚开始的时候，露西的CORE评分处于中等至严重痛苦水平。七次会谈结束后，她已经处于健康水平。虽然露西未来要走的路仍然很长，但露西说在宿舍暂住及进行会谈帮助了她，那是她第一次为自己负责，为自己的问题负责。

艾丽斯

　　艾丽斯，一名受过良好教育的45岁女性，目前在宿舍暂住，等待她丈夫死亡一案的法院判决。艾丽斯有两个十几岁的孩子，两年没见面了，她的孩子与前夫一起生活。艾丽斯两姐妹在7～15岁期间遭到父亲性侵。虽然艾丽斯和母亲比较亲近，但她认为自己和母亲之间没有感情，关系很疏远。霍恩（Horne, 2001）指出，孩子的掌控感日益增强，如果父母没有对此作出回应，这些孩子就很难把这种掌控感融合到自我发展中。也许因为艾丽斯和父母的这段疏远经历，她在成长过程中难以将自己备受摧残的身心融入到不断改变的自我价值感中，使她最终要依赖酒精来麻醉自己。这似乎能够验证霍恩的观点。

　　艾丽斯十分内向，身边没有几个朋友。她二十几岁的时候认识了父母朋友的儿子，之后两人结婚，11年后离婚。艾丽斯的孩子出生后，两人不再亲热，他们的关系转变了，仅仅是两个人生活在一起而已。多年以后，艾丽斯的丈夫表明自己是变性人（但是艾丽斯认为他是同性恋者），不过这让她多少也理解了为什么他们的关系会改变。艾丽斯描述了她丈夫在外是如何表现出爱她和关心她的样子，但是一回到家就变得冷冰冰，对她颐指气使，感情冷淡。艾丽斯从小时候开始就学会了疏离自己的感受，摩申（Mollon, 1993，引自Sanderson, 2008: 182）认为这是一种能够自我催眠的能力——我不在这儿；这不是发生在我身上的事情，这具躯体里的不是我。

　　离婚以后，艾丽斯越喝越厉害，最后去了戒酒中心。在那儿，她遇见了戴夫，她的性伴侣。戴夫有酒瘾问题并诊断出妄想型精神分裂症，他喝醉的时候

168

喜欢找茬儿，还会辱骂她。他们有过多次的争吵，有一天戴夫从他们住的房车里摔了出去。艾丽斯以为这没什么反常的地方，因为戴夫经常摔出房车外，所以她就没有管他，自己去了酒吧。当她回来的时候，戴夫还活着，但是整个人昏昏沉沉的样子。然后他们俩都去睡觉了，但不幸的是，戴夫第二天却没能醒过来，他死于前一晚摔倒所致的头部损伤。

艾丽斯每次来会谈都是清醒的，没有喝酒，但是她自己承认在那一周她喝了几次酒。艾丽斯没有服用任何药物，也没有发现她有任何的精神疾病或自杀自残倾向。她的CORE评分显示她是中度焦虑，很大程度上是受到她那即将到来的庭审影响。

应用私人顾问模型

在"私人"框架下，互动主要关注深度轴——建立关系与启动真诚倾听（第一阶段）过程，来了解艾丽斯到底经历了什么。这为了解艾丽斯如何应对自身处境提供了洞察、关联和联系。例如，内因哈什等（Nijenhuis et al., 1998，引自Sanderson, 2008: 186）将这种状态描述为"冻结"，艾丽斯由此通过绘画作为心理逃避的方式让自己停止去感受，避免再次受到伤害。然而，艾丽斯的绘画同时也是与自己情感进行交流的方式，在会谈时运用绘画成为探索她内心矛盾的一种与众不同的媒介，这反过来也有助于开发她的情感素养。

在"顾问"层面，我们商谈她九次会谈重点关注的问题时，艾丽斯渴望正视她的过去，找到策略帮助她应对即将要面临的庭审。回到"私人"层面，在"与客户同在"（纵轴）的模式下，关系得到发展，艾丽斯发现，在她的人际关系中，她不能依赖别人来支持她的情感需求。甚至当她与她母亲对峙并告诉她关于父亲所做的事情时，她的母亲没有理睬她，反而怪责于她。艾丽斯还跟她父亲对峙过，她父亲在第三次对峙的时候才承认了他的所作所为并道了歉，最后才证实艾丽斯并没有捏造事实。

在第一和第二阶段（真诚倾听和再平衡），艾丽斯思考了她所受的伤害，审视了由此带来的损失：她自己、她的人生期待、她的婚姻、她的伴侣，现在她还可能失去自由。从心理评估的角度看待这些，并在深度轴层面上进行互动，艾丽斯称自己"内心的声音被锁在里面"，这抑制了她与人沟通的能力，妨碍了让她的父母、她的丈夫及最近代理她案件的律师倾听她的想法。艾丽斯探索了她内心的矛盾，认识到她的自我（外部世界的调解者）的破裂使她无法实现自我表征的适应发展，最终导致自我防御的出现。

这样的会谈模式确实让艾丽斯得以整合她的受害经历，正如桑德森（Sanderson, 2008）所述，要通过理解她目前的精神状态和更深层次的意识知觉实现。通过运用适应性反思方式来增强她的情感素养（比如称呼，"我"或"你"；听起来或看上去；修饰词，"有点"或"非常"；感受，"生气"或"伤心"），她能够捕捉自己还有别人的情绪，这是她会谈后要做的一部分任务。这成为与艾丽斯会谈工作的重要环节，也是为她应对庭审做好准备的策略之一。进行表层工作及第三和第四阶段（生成和支持）让艾丽斯学会如何坚定地表现自己，给人留个好印象，有感情地（而不是漠不关己地）描述她的性伴侣死亡那天发生的事情。

继续进行第三和第四阶段的工作能够处理很多方面的问题，包括艾丽斯的嗜酒问题。对艾丽斯实施此前在露西身上运用的认知行为疗法后，艾丽斯能够发现她的认知方式支持她的负面自我信念（她什么都配不上），以及酒精是她压抑情感的行为反应。第三阶段（生成）设立了可实现的目标来减少她一周喝酒的次数，这样可以增强她最后能够完全戒酒的信心。在她的九次会谈期间，除了一次以外，其他时候艾丽斯都实现了目标，保持了每两天只喝两小酒杯的伏特加。她参加了每周举办的戒酒互助会，并且在会谈间隔期间得到了负责药物滥用问题工作人员的进一步支持。通过运用正念的一些技巧，艾丽斯学会了如何放松，如何改变她那诱发酒瘾的思考模式。此外，她还继续运用绘画作为情感情绪的自我表达方式。

在艾丽斯最后一次会谈中，她表明虽然自己很担心庭审，但是已经能够更好地为其做准备。会谈唤醒了她的理智，内在的改变也越来越多。艾丽斯的CORE评分证明了她的说法：她的评分从中度焦虑变为轻度焦虑。处理艾丽斯过去的问题帮助她面对自己的内疚感和羞耻感，接受过去发生的事情，接受她运用酒精麻痹意识来应对局面的事实。艾丽斯的意识觉知增强，她承认还需要做更多的努力，她也更有信心自己能够继续寻求帮助。在艾丽斯庭审几周后与她见了面，她说法院对她做出了有利判决，她相信自己有机会开始新生活，并和孩子们重新建立良好的关系。

结语

本章证明了私人顾问框架可用于复杂案例，并能够使客户开始改变。同时也发现，在这样的客户身上运用整合工作模式需要丰富的经验和高超的技能。尽管如此，这些案例研究还是简洁地概述了私人顾问框架，阐述该框架是如何结合传统上属于心理治疗和教练范畴的一些方法来治疗成瘾客户。在整合模式中，与客户开诚布公很重要。随时知晓在模式内工作的进展情况，能推进私人顾问服务模式的展开。这样，教练和心理咨询模式才能在会谈中自然转换。这两种模式通过持续的反馈循环实现转换，既满足了客户的需求，同时又保证了这些脆弱的女性接受治疗的方式既安全又合乎伦理道德。

在上文提及的这种环境下运用私人顾问服务模型是可能的，至少部分可行，因为在两次会谈之间，每位客户都可以得到处理药物滥用问题的工作人员、主要工作人员及其他职员的帮助。虽然这里概述的某些方面可以善加利用，尤其是对于停止或减少饮酒或服用药物有所帮助，不过这并不代表这里列举的内容适用于所有情况。因为在很多情况下，只要客户完全理解他们上瘾的原因，得到了正确的支持，他们就能运用新的方法去努力改变过去导致上瘾的行为，最终得以康复。在这一前提下，现任顾问要与客户共同制定可实现的目标，并接受客户偶尔偏离正轨这一问题。在这些情况中，私人顾问服务模型的支持阶段特别有用，它能帮助客户维持积极的变化，帮助他们留在（或回到）"正轨"上。这是会谈工作很有价值的部分，因为很多客户的行为都是根深蒂固的，帮助他们改变已养成习惯的行为需要时间。

虽然本章的利弊可以从纯粹的咨询或教练的角度进行讨论，但本章展示的内容验证了一种观念，即运用私人顾问框架能够帮助客户实现他们的目标。相比之下，单纯使用偏向治疗的心理咨询或注重实用的教练，其效果反而不如结

171

合两种学科来得好。此外，还可以讨论这其中任何一种或两种方式的模式风格（例如：人本主义、心理动力学、认知行为、存在主义）。哪一种（如果有）风格更有效很可能取决于从业者所受的培训、专长和经验，以及客户的需求和偏好。本章并非否定教练、心理咨询或其他治疗方式的作用，而是希望通过例证，解释整合框架可能涉及各种技能、经历和技巧，以更加包容而具体的方式与客户进行"深度"和"表层"的交流。

这种说法并不是权威的观点，而是希望创造可以引发讨论的案例实证，这对于拓宽私人顾问框架的应用、完善和发展范围及如何实现这一目标至关重要。这一整合框架相对较新，其监督、培训、认证和伦理准则等方面需要进一步完善。然而，这些案例研究表明，没有教练和心理咨询范畴的死板规定，教练治疗师一样能发挥其作用。相反，需要言明的是整合框架的应用可能也有其局限性，因为一种方法不可能适用于所有情况或所有客户。教练治疗师应该意识到自身经验、技能和知识的局限性，并在必要的时候能够转介客户。

教练和心理咨询之间的界定与两者至今的发展历程相关，我们需要意识到的是，这一整合工作模式也许能够博采众长，把两门学科的优点结合起来。这两门学科有着广泛的共同之处，说明这两者彼此的差别并非是固有的，而且如果我们想继续向前发展的话，这一点是值得深思的。

第十四章

比较存在主义视角下的整合与私人顾问

扬妮克·雅各布（Yannick Jacob）❶

存在主义哲学为治疗和咨询提供了许多方法，它最近在教练领域的发展，启发扬妮克以一种聚焦于整合的方式探索这些通过对话提供帮助的不同方法之间的关系。本章从存在主义思想的大纲开始，讲述了客户在存在主义模式下工作的基本原理，然后探索存在主义教练和咨询之间的差异、共性和潜在重叠，之后讨论框架将各方面整合为连贯完整个体的能力。同时对存在主义咨询与私人心理顾问模式进行了比较，并以一个以存在主义整合实践案例进行了总结。

❶ 扬妮克·雅各布（Yannick Jacob）：自 2011 年以来一直从事私人客户的教练和顾问工作。他还是英国和德国个人发展项目的督导、教练、培训师和学者，并在东伦敦大学和丹麦留学学院（the Danish Institute for Study Abroad）担任客座教授。同时也是整合教练-心理治疗职业者协会的社交网络专家。

引言

许多年来，库珀（Cooper, 2003）在概述多样性的存在主义心理治疗方式中，所引述过的从业者像范·德尔森（van Deurzen, 1997）、亚隆（Yalom, 1980）或其他存在主义心理治疗师，他们都遇到过面对生活中的挑战而苦苦挣扎的客户。比起运用其他的治疗方式，他们似乎在包罗万象的存在主义框架下更经常借鉴于不同的学科，比如人本主义心理学（Bugenthal, 1978）或精神分析（Frankl, 1984）。最近，越来越多的教练逐渐认同存在主义主题与客户议程的相关性，并且将存在主义的思想与哲学运用于他们的高管教练（Hanaway, 2012; Joplin, 2012）、职业发展教练（Pullinger, 2012）、决策模型（LeBon & Arnaud, 2012），还结合了许多其他的治疗方式，如认知行为疗法（Mirea, 2012）、神经语言程序学（Reed, 2012）、正念（Nanda, 2012）、交互沟通分析（Lewis, 2012），同时配合心理测量评估工具，如麦尔斯－布瑞格斯人格类型量表（Myers–Briggs type indicator of, personality）（Pringle, 2012）。这些从业者认为存在主义哲学"能够增加所有类型教练的深度和广度"（van Deurzen & Hanaway, 2012 XVI）。

从存在主义角度出发，与客户进行一对一的会谈涉及"人类生活的存在"（Cooper, 2003）。教练与心理治疗师跟他们的客户一道创造一个探索的空间，帮助客户更好地理解个人如何体验存在，这会帮助他们发现及理解生活中的矛盾和挑战。在这个过程中，客户很可能会发现自身的价值及对自己而言重要的东西，开始意识到世界运转的方式、生活中的可能性及选择的自由性，发现他们能够改变和无法改变的东西，鼓励他们承担责任，并随着生活呈现出更完整的一面而认真地投入生活。因此，存在主义心理治疗师的工作框架常常是人类体验的整个范畴。他们与每位客户一起踏上旅途，有时候在这个旅途中扮演的是心理治疗师的角色，有时候则是教练的角色。本章将从存在主义的角度探索教练和心理治疗的整合模式。通过审视存在主义疗法在教练和心理治疗运用中的相似之处和不同之处，本章将评估何种程度的存在主义（作为大框架）可以运用到这种整合模式中。此外，关于它是否适合私人顾问框架，本章会作出合理的推论。

做好准备：存在主义视角下人类的存在

存在主义心理治疗师认为所有人都有某种存在既定，因为人类是活着的，并与他人一同生活在这个世界。这些既定通常是一种截然对立状态的两端之间的矛盾或冲突。当我们遇到存在既定的两难境地时，我们就会产生焦虑：我们是自由的，但是被迫要做出选择，而每一个选择都意味着会抹杀许多其他的可能性；我们很自然地努力去创造或寻找意义和追求，而这个世界似乎又缺乏重要的人生意义；通过生病、危险、生日或丧亲之痛，我们常常不由得想起生命最后的归宿，同时因为有这种意识，我们有时会感到充满动力，有时又会因此而无力；我们珍惜又害怕不确定性；并且我们认同自己需要他人的陪伴，同时又意识到我们永远都无法真正了解别人，我们永远无法像别人了解他们自己那样了解他们。

很多人为了让生活少一些痛苦，多一些舒适，他们会试着逃避这些矛盾，这并不奇怪。萨特 [Sartre, 1956（1943）] 把这种模式称为 "生活在自欺状态"（living in bad faith）。可以说，逃避和否认是有效的防御机制，能够让我们在表面上感觉好受一些，但是在人的一生中，我们不可避免地会遇到自己的存在现实，因为它们时不时会冒出来，我们做不到永远忽视它们。遇到这些存在既定可能会引起不愉快的后果，比如当我们需要做决定时会焦虑、抑郁发作或麻痹，从存在主义的角度看，这些不一定是生病的症状。况且，这些存在既定是普遍的，适用于所有人，无关文化背景、年龄、社会地位或教育程度。什么造就了人类？面对既定时如何充实地生活？对于这些问题的关切让存在主义思想成为普世哲学。

运用存在主义与客户合作

运用存在主义与客户合作时，现象学方法对于探索过程而言至关重要，它能让从业者理解、分析及反思客户为这段关系带来了什么，这回过头来能够促进学习、发现及自我意识。这个过程提供了一个坚实的基础，客户基于此感到自己能够投入生活以及面对生活中不可避免的挑战，做一些艰难的决定，找到方向和追求，过一个更加充实又真实的人生。

175

客户和从业者之间的关系是促使改变能够持久的核心因素。随着客户经历质疑阶段和意义重构、艰难地应对个人的两难选择、制订具体计划直面这些两难境地、抱怨及接受生命中的某些既定等，从业者需要不断地评估及转变他们的工作模式。因此，客户和从业者共同创造空间，在这个空间内，客户能够放心地质疑、思考、反思及更好地理解他们的人生。这个空间（或在这个空间发生的一切）被称为教练、心理治疗或咨询，这仅仅是定义的问题。并且我认为，这些在存在主义框架下都会被应用到，这一点我将在稍后进行论证。

存在主义教练和存在主义心理治疗

随着治疗方法不断增加，对心理治疗进行定义变得越来越难。同样地，对教练进行定义也不容易（Stober & Grant, 2006b）。心理治疗方式数不胜数，找出它们的共同之处也变得越来越难。毫无疑问，通过强调这两门学科的不同之处创造了新的商机，但大多数描述这两门学科的文章都揭示了它们的相似之处（Bachkirova & Cox, 2005；Bluckert, 2005；Kampa-Kokesch & Anderson, 2001；Popovic & Boniwell, 2007）。教练在客户追求幸福的过程中被视为心理咨询的盟友（Bachkirova & Cox, 2005）、"伪装的咨询"（Williams & Irving, 2001: 3），又或者只是咨询的另外一个名字（Carroll, 2003）。这对于一对一的存在主义疗法来说更是如此。客户希望得到帮助，同时又希望避免与心理治疗师会面而产生病耻感，为了应对心理治疗领域和客户的这种需求的大范围重叠，珀尔（Pearl, 引自Jacob, 2011）把存在主义教练称为"走后门的心理治疗"。同样道理，存在主义心理治疗师把教练称为"咨询的可接受面孔"（Spinelli, 2008；Summerfield, 2006）。正如存在主义心理治疗师及教练范·德尔森所写：

> 许多人希望存在主义的问题可以得到解决，同时又不会被人视为患有精神疾病或某种人格问题……客户希望能够了解自身的潜力及短板，同时又不希望被人认为有心理健康问题，教练模式在这种情况下往往就更加合适和受欢迎。这并不是说咨询和心理治疗就跟教练毫无关系，因为很多时候，需要从一个领域跨越到另一个领域去。

（van Deurzen, 2012 XVII）

共通性

存在主义教练与存在主义咨询和心理治疗之间存在的重叠和共通性并不足为奇，因为它们都"极大地依赖源自西方哲学传统的思想和技巧，比如苏格拉底式对话、现象学、辩证法与逻辑，同时借鉴了东方的冥想之道"（van Deurzen & Hanaway, 2012 XIX）。同样，实际运用的存在主义教练方法被认为"与存在主义心理治疗和咨询中所运用的方法相同"（van Deurzen, 2012: 11）。

哲学和理论

这两种疗法的基础都是存在主义哲学，使用哲学方法帮助人们更高效地改变、提升、应对生活或以其他方式发展自己。存在主义心理治疗师认为，所有人都渴望有一种更强的使命感，即便是那些能够成功掌控生活的人也是如此。存在主义实践让他们探索宏观的问题，包括作为人类的意义是什么，这跟他们的现实有什么联系，如何通过增加面对生活中重重挑战的勇气来更好地投入生活。

现象学

现象学是存在主义疗法的主场；现象学研究方法［Husserl, 1977（1925）& 1986；Ihde, 1986；Merleau-Ponty, 1962］是现象学的重要方法，用以探究客户的真实情况。与很多其他的研究方法不同，这种方法不对客户的经历做出假设。通过明确所存在的个人偏见和假设并抛开这些东西，从业者能够从客户呈现出的信仰体系出发，全身心地倾听及探索客户在会谈时谈到了什么［有时候这叫"收听"（tuning in）］。探究过程的重点是描述客户的经历，而不是去解释经历背后的原因。通过概述和解释清楚观点，假设和解读不断地被证实，以此检验我们是否正确理解了客户的经历和所表达的意思，同时也让客户自己能够获得正确的理解。这是在积极的好奇心而不是批判性发问的氛围下获得的成果。目的是为了帮助客户获得清晰的认知和增强意识，让他们发现自己面临的多种可能性，发展他们选择的能力，发现他们之前忽视的问题，区别正确的信念与错误的信念。如果你发现自己的注意力不集中或者在寻找一种解释或理论，你就没有基于现象认真地倾听你的客户（van Deurzen & Adams, 2011）。但是，另一方面则是"远离"（tuning out）客户的经历，你选择后退一步，将其与大背景结合起来。在从业者－客户关系中"与另一人"相遇的体验为客户提供新的视角来看待他们遇到的问题，为学习和改变开拓了新的渠道。

涉及世界观与存在主义层面的疗法

在教练与心理治疗中，从业者基于现象来探索客户的世界观。世界观是一个人对这个世界、对别人和对自己存在意义的大致解读（详见Jaspers, 1971），世界观的基础是客户的价值观、信仰、追求和意义。探索客户的世界观可让从业者看得更深，更好地理解客户在存在主义问题上的两难境地，或通过后者深入了解其世界观。范·德尔森（van Deurzen, 1997）曾指出，从业者可以从存在主义的四个方面探索客户的世界观：身体层面、个人层面、社会层面和精神层面。这些可能涉及一些存在既定，包括死亡、不确定、孤立和无意义（Yalom, 1980）。不管从哪方面开始着手，探索客户的世界观都为学习和理解建立了基础。通常，自然而然紧随其后的是客户增强的意识，包括意识到选择积极生活的自由及他们能这样做的可能性。为了能够采取这种疗法，从业者需要有一定程度的训练及一系列的技能（详见下一节）。斯皮内利是最早介绍存在主义教练的从业者之一，他总结了在世界观层面的工作：

> 创造安全可靠的"生命空间"（life-space）以鼓励客户更加准确及真实地体会他们的世界观是什么；通过这个世界观感受自己及他人是什么感觉；以及目前存在的两难境地、担忧和不确定可能会如何挑战世界观，或者它们本就是这种世界观所导致的。

（Spinelli, 2005: 1）

技能

除了一些基本技能，比如释意、概述、质疑及搁置自己的假设，存在主义教练和咨询都需要相同的技能和态度，这些范·德尔森及亚当斯（van Deurzen & Adams, 2011）都曾全面地叙述过。更为重要的是，从业者需要明确及回想客户的世界观特点及客户话语间透露出来的存在主义主题。

督导

存在主义心理治疗师和教练均重视督导，将其视为探索个人假设的重要方式，这可以换来对从业者和客户之间不断发展的关系的可贵理解，反过来又能提升客户的积极效果（van Deurzen & Young, 2009）。

差异

虽然存在主义心理治疗和存在主义教练之间有很多的相似之处，但也存在以下三个方面的差异。

时间性

教练通常是有时间限制的，而心理治疗往往没有这一限制。存在主义实践者很清楚这个时间性及客户基于自身现实对时间概念的影响。时间是有限的，教练及选择教练服务的客户更倾向于以目标为导向的方式。因此，教练往往探索对现在带来影响的客户的过去与未来目标的关系，而心理治疗师往往会进行更深层的探索，即探索与客户目前状况有关的过去。

（存在主义层面下的）探索程度

根据上面一点可以看出，存在主义教练和存在主义心理治疗的差别通常在于对客户会谈内容的现象探索程度。由于教练通常有时间限制，客户在存在主义层面下吐露问题的程度就受到更多限制，并且多聚焦于在这段关系中与所达成的合约目标真正相关的内容。

客户的脆弱程度

存在主义心理治疗师通常要接待脆弱的客户，他们正在竭力应对某一危机，因此需要接受心理治疗（van Deurzen, 1997；Yalom, 1980）。只要客户有意愿，并且能在生理和心理上探索他们的生活，那么在存在主义框架下对他们实施治疗似乎是可行的。存在主义的探索为直接探讨他们一生中经历的磨难和痛苦提供了一种实用的方法。也就是说，教练会密切关注客户的脆弱程度，并

179

且公开讨论客户愿意或者可以探索生活的哪一方面。即使一个存在主义教练所受的培训不足以应对客户吐露矛盾冲突时的情绪崩溃，但存在主义教练的实际操作在理论上是没有局限性的（van Deurzen & Hanaway, 2012），因此如何操作取决于这个从业者对他自己的技能和资格的判断。

总的来说，虽然存在主义教练与存在主义心理治疗和咨询有所区别，但不同之处也仅限于极端情况。它们之间还是有很多一致的部分，这些在下一节中会讲到。在经历变化的过程中，客户经常会在时间性、探索程度和脆弱程度方面出现波动。因此，在存在主义框架下，教练和心理治疗似乎已经自然而然地整合了。

整合方式的好处

由于预先定义的实践领域，将客户在教练和治疗师之间来回转介，有可能会严重扰乱治疗过程，客户也会对此感到十分沮丧。范·德尔森写道：

> 客户想要可靠的、善解人意的、胜任的（从业者）。他们想要自己的生活比现在拥有更多的资源，并且从他们所咨询的专业人士身上寻找启示。

（van Deurzen, 1997: 189）

如果客户在旅途中找到了一个同路人，这个同路人擅长倾听，能理解别人，又真实、诚实、直接、心胸开阔、值得信赖，还能够提供安全可靠的空间供人们更好地思考、反思和理解生活。尽管从业者名片上的职位描述和行业规则让他们无法持续地进行富有成果的探索，客户往往也不愿意仅仅因为这个原因就被迫去找其他人。尽管可能会找到两个这样的人，一位教练和一位心理治疗师，但是只与一个人工作的好处还是显而易见的。

因此，我认为那些任意划分学科的定义都是不必要的限制。如果没有这个负担，从业者能够把关注点放在真正重要的方面，即在改变过程中任何时刻客户的愿望和需求。

私人心理顾问：咨询与教练技术的整合

咨询、心理治疗与教练如何整合

正如此前所述，存在主义教练和存在主义心理治疗有很大一部分是重叠的。即使两者在有些方面有所不同，但这些方面也会在和客户合作的过程中发生变化和波动。存在主义从业者要能适应这些变化，它们关系到客户的情绪、认知能力、计划或决策。

情景、记忆、联想或者其他刺激能引发情绪反应，会对从业者和客户之间的关系产生很重要的影响，需要及时关注。从业者不得不随时调整自己和客户的同在关系。因此，我非常同意萨默菲尔德（Summerfield, 2002: 37）的观点，他认为"一个好的教练在单次会谈的过程中会不断在教练和咨询之间切换角色"，我相信这对一个好的心理治疗师来说也是如此。有的从业者愿意在这个构建关系的过程中调整最初达成的合约目标，他们其实就是在和客户的本性打交道而已。只要从业者根据客户的需求调整自己的角色，并且考虑依赖性、个人界限或者技能限制等伦理问题，这只会对客户百利而无一害。

在实际工作中，从业者对咨询、心理治疗和教练疗法的整合究竟达到了什么程度，这一点是值得探究的。可以说，由于职业的不规范，教练享有更多自由。面对即将出台的法规，再结合上述论点，早就应该制定一个官方的整合模式，并且两个学科的从业者也会通过公开讨论如何以这种方式工作而受益匪浅。

存在主义教练是否需要心理治疗培训

从业者在采用存在主义疗法时，他们有可能会遇到"生活在自欺状态"（否认存在既定）这种状况，这会阻碍他们的成长、发展和疗愈。因此，也许有必要将那些根深蒂固和可能长期被否定的存在主义问题光明正大地说出来。通过存在主义实践者的案例研究，以下类似的情况并不少见："最初因恐慌而进行的转介（现今有效的短期认知行为疗法因此而存在）变为完全重新审视自己赖以生存的价值观的过程。"（Bretherton & Orner, 2004: 424）一旦从业者长年累月积淀下来的信仰和世界观受到挑战，他们就面临着从客户身下"扯地毯"的风险，这就会导致克尔凯郭尔（Kierkegaard, 1843）所说的"恐惧和颤抖"。其结果可能是加剧焦虑，而且很可能需要帮助客户重建他们的世界观，这显然属于心理治疗领域的范畴。布伦宁指出由"缺乏严格心理训练的教练所带来的危害大于好处"，这可能会带来危险（Brunning, 2006）。那么问题就来了：是否应该强制让存在主义教练进行一定程度的心理治疗培训呢？（Bachkirova & Cox, 2005; Brunning, 2006）

存在主义视角可以给整合模式带来什么

涵盖所有人类经验

林利和哈林顿（Linley & Harrington, 2007: 43）指出我们应该"努力重拾对人类完整性的研究"。我认为，在"通过谈话进行帮助"的这种关系中与人合作时，我们应该把重点放在他们的完整性上而不是只关注他们自身的某些方面。

客户在心理治疗或教练过程中呈现的问题大部分与存在主义主题相关，并且人人都会时不时地发现自己难以处理这些主题。积极和消极的动态相互作用是存在主义积极心理学的一大特征，存在主义积极心理学是一种积极心理学和存在主义的整合模式。黄（Wong, 2010）提出"没有了消极则积极不可能存在，真正的幸福必定是从痛苦和磨难中增长"。同样地，存在主义思想家和作家加缪（Camus, 1968）认为"没有绝望就没有生活的乐趣"。也就是说，任何形式的一对一治疗，如果只涉及存在的积极方面，而不处理绝望、艰难、困境、痛苦或折磨，那么就不会带来成长和个人发展。因此，真正的生活会提升包括焦虑、死亡和无意义在内的整个人生经历，但是也包括快乐、幸福、目标、方向、希望、信念、学习、创造力和积极改变，以及更具体的问题，比如：

· 为什么我会拖延？

· 为什么我无缘无故就感到沮丧和焦虑？

· 为什么我不能在A和B之间做出选择？

· 为什么我与他人相处不错却还是会感到孤独？

存在主义实践者在技能和经验这方面有优势，他们可以在日常情况下识别出潜在的存在既定组合。

哲学背景

扎实的心理科学不仅需要充分熟悉定量研究方法和研究工具，还需要我们研究者对自己所做的假设进行细致的分析，能够看到我们所提问题的背景，并认识到我们的猜想和与背景有关的假设带来的影响。换句话说，我们需要对我们试图了解自己的方式有合理的哲学认识。

（Young-Eisendrath, 2003: 170）

我坚信该观点不仅在心理科学上站得住脚，对于那些通过谈话进行帮助来创造长期积极变化的实践，也许更准确。只有当我们的工作建立在像存在主义这样涵盖整个人类经验范畴的一致哲学框架之上时，我们才能够在没有超过该范畴的前提下理解、注意、欣赏和承认。

对不同客户采取不同方法

由于没有统一的存在主义学派（Moja-Strasser, 1996），存在主义疗法可以成为促进不同传统心理治疗整合的沃土（Corey, 1996；Hubble & Miller, 2004）。库珀（Cooper, 2003）描述了各种存在主义疗法，同样地，范·德尔森和哈纳韦（van Deurzen & Hanaway, 2012）也在存在主义教练领域发表了类似的文集。有这么多的存在主义疗法（它们吸纳了大量的其他学科的研究方法、手段、技巧和工具），这本身就很好地表明存在主义为整合提供了良好的基础。

存在主义哲学主要是关于人类存在的哲学，且不局限于一种研究方法。唯一相同的方法是现象学研究方法，这种方法可以跨越不同的领域，从经典的长期的存在主义心理治疗（Yalom, 1980）到一个结构化及指导性相当强的短期模型，如勒庞和阿诺（LeBon & Arnaud, 2012）的存在主义决策教练。正如库珀写道：

> 存在主义的核心观点是反对宏大而笼统的体系，倾向于个体化和自主性的实践。因此，很少有存在主义心理治疗师会考虑以单一特定的方式实践存在主义疗法。有观点认为这种疗法可以被系统化或程序化，对大多数存在主义心理治疗师来说，这样的观点是对这种疗法核心原则的诅咒。

（Cooper, 2003: 2）

因此，采用存在主义疗法意味着将哲学与个人风格、个人背景和意识形态价值结合起来。而且，由于我们的关注点在于客户的生活经历，对每位客户采取的疗法会有细微差别，即使是同一位客户，他们接受的疗法还需要时不时地进行调整。存在主义框架不仅允许从业者这样做，并且鼓励甚至要求从业者这样做。

存在主义实践与私人顾问服务

存在主义和私人顾问模式的许多方面看起来很相似：两者都具有广泛性和开放的框架，可以允许不同的工作模式进行整合；两者都通过现象学的方式探索客户的经历；两者都接受人类的复杂性，因此"在帮助客户进行任何实质性的改变之前"，强调唤醒客户意识的重要性，包括个人价值观、假设、信仰和任何相关的内部矛盾（见本书第四章）。因而这两种方法都承认，助人过程需要有所调整，以适应当时从业者和每一个客户的特质，特别是他们在任何特定时刻的关系（非线性和多样性）。避免对客户进行诊断，要将客户作为整体进行接触。此外，这两种方法都不推行自上而下的控制或统一，两者都不太可能产生意识形态上的偏见。

私人顾问的定义要素与存在主义方法整合的观点类似：

> "顾问"的定义是为了论述某事及如何行动而进行的会谈……"私人"意指关注个人和个人事物上，当然也包括社会和职业问题。

从存在主义的视角来看，整合包含了教练要素（见 Peltier, 2010）。存在主义的实践进一步构成了对客户个人世界的哲学探索（van Deurzen, 1997），并承认人类是复杂的、相互联系的存在，因此职场问题和私人问题很难分离开来（van Deurzen, 2009）。

本书前面第四章中的这一段话表明了私人顾问与存在主义的关联性，特别是关于存在主义从业者会体验到的不确定性和焦虑感，以及存在主义一对一实践的整体方式：

但对于很多从业者而言，精通某一种流派可以带给他们一种安全感和自信。而采用开放式模型可能会引起一些焦虑。私人顾问需要能与这样的焦虑共处而不是想着消除它。事实上我们相信合理程度的不确定性及其引发的焦虑可以让从业者保持警觉并有益于过程的推进……我们需要容纳一些不确定性，无论我们多有经验都可能常常会遇到些意料之外的事。

这两者主要的不同之处在于，私人顾问模型在教练和咨询（还有其他通过谈话进行帮助的疗法）之间的界限似乎相当明确，而存在主义教练和心理治疗往往更加融合，使用的疗法也相同。此外，与私人顾问模型相比，存在主义从对一个人（而不是对这种方式）的概念化出发，它的许多拥护者认为人性是复杂的、不确定的（van Deurzen, 1997；Yalom, 1980）。然而，在这一点上，存在主义哲学允许许多种设想的存在，因为这仅仅是对人类情况的概念化，而不是要推导出关于人性和人类行为的理论。其他值得注意的不同之处还包括，私人顾问在实践中对所有时间维度（过去、现在、未来）的关注度是一样的，而存在主义方式虽然并未忽略或避免探索过去，但它通常倾向于关注此时此地及其对未来目标有影响的方面。另外，私人顾问服务对于客户的选择没有标准，而存在主义心理治疗是有一套标准的（见下文）。

简而言之，虽然两者有一些不同之处，存在主义实践的许多要素对于私人顾问服务框架来说也许是有借鉴意义的。私人顾问被存在主义哲学的特点所吸引，后者可能会极大地提升前者的工作质量。更为重要的是，私人顾问的客户竭力面对的问题是存在主义思想家已经研究的问题，这些客户无疑会从存在主义的概念化中获益。前面的章节已经探讨过，运用现象学进行治疗也是存在主义实践对私人顾问框架的一个重要贡献。

运用存在主义方式的一个小案例

马可

据马可陈述，他来找我做教练是因为我的专业背景是积极心理学与科学，他希望自己能活得开心一点，过得更有满足感。第一次会谈中，他主要关心的是我能否给他做一系列的心理测量，以此检测他是否有所改善，确保他的教练是有效果的，以及他付出的时间和精力没有白费。然而，在我们的整段关系中，他的陈述中频繁出现跟不确定性和意义有关的主题。因此，他想要生活得更快乐，有两点改变可能是有帮助的：多花点时间和家人在一起，以及换个工作。虽然社交对马可而言似乎很重要，但他口中的家庭是一个安全而稳定的地方，能够给他的生活带来确定性和意义。在这一点上，我很难把我自己对于家庭生活的假设和价值观抛在一边。

运用现象学的方法对马可的工作进行探索，最终揭示了同样的核心价值观及其重要程度。过去三年来，马可的工作处境越来越不稳定。裁员是个实实在在的威胁，就像一把达摩克里斯之剑悬在他头上。他不知道自己是否以及何时会被裁掉，这种不确定性让他"完完全全、彻彻底底地疯了"。当时，马可几乎要惊恐发作了，然后在该次会谈的其他时间都用来让马可从公开谈论这件事中恢复过来。在下一次会谈中，马可开始回忆上一次的会谈内容。我给了他反馈，包括他自己对于意义和确定性的核心价值观，以及他的家对于他是一个安全的地方，让他觉得自己可以处在所谓的"现实存在但可承受的不确定"之中。听了反馈之后，他开始寻求新的工作机会。之后的教练着重处理的是他面临的一个两难境地，即在有意义并且稳定的新工作上的时间花费与陪家人的时间之间的矛盾。两个月后，马可辞掉了原来的工作。新工作的确要他工作更长时间，但他和家人讨论过他计划要做的事情之后，家人全力支持他，并且他们认为要更加注重与家人在一起时的质量，而不是时间的长短。马可仍然定期来测试他的情绪和心理健康状态，关注的重点在于意义和不确定性。意义提醒他要积极地生活，一定程度的不确定性对督促他保持进步似乎必不可少。

结语

存在主义哲学已经影响了许多心理治疗和咨询的方法，近来又涉足了教练领域。作为人类存在的通用框架，存在主义哲学涵盖了客户经历的整个范畴。许多存在主义实践者已经将各种各样的教练和心理治疗方法整合到他们的存在主义实践中，同时许多教练和心理治疗师在实践中也运用了很多存在主义方法。

从各自的领域出发，存在主义心理治疗和存在主义教练存在很多共通点，他们的特点和方法也有很多重叠部分。甚至两者有所区别的方面在一对一的过程中也会发生变化，有时候甚至在单次会谈中也会发生变化。因此，许多从业者需要扮演不同的角色来适应客户需求。存在主义实践与私人顾问框架在这一点上持有相同的理念。不过，良好的存在主义整合实践的一个核心方面是要进行大量的培训，更为重要的是，从业者要对他们自己生活中的存在主义主题进行积极的探索（比如通过督导的方式）。因此，我希望大家积极地探讨和评估整合模式，这样从业者才能提供高质量的工作并确保符合伦理操守。

187

第十五章

来自南半球的明信片
——对整合式高管教练-治疗师实践的国际化视角

莱斯利·西蒙斯（Lesley Symons）❶

莱斯利在澳大利亚执业多年，根据心理疗法原理和自己的商业经验，她明确地定义了自己提供的教练课程。她也因此在整合实践的治疗师教练体系中占有特殊的位置。教练和心理治疗在澳大利亚都是不受监管的职业。为了了解澳大利亚在全世界整合教练治疗领域的地位，莱斯利研究了教练或心理治疗师在几个主要的世界市场执业所需的规定和资格。本章还重点介绍了莱斯利作为一名整合式高管教练-治疗师的关键从业原则。这些原则包括：倾听、清晰的言语提问、移情、商业经验和反思实践。最后，由于澳大利亚的多元文化性质，本章还涉及在跨文化教练中使用这种模式。

---

❶ 莱斯利·西蒙斯（Lesley Symons）：澳大利亚和英国执业的高管教练。她在零售业和快速消费品行业从事了20年的管理工作，之后转向心理治疗师的培训领域。在过去的7年里，莱斯利一直做商业领域领导者的培训工作，重点服务一般管理层和首席执行官级别。同时她还是整合教练-心理治疗职业者协会国际分部的负责人。

在澳大利亚，教练和心理治疗都是非监管行业。"整合式高管教练－治疗师"在澳大利亚并不为人熟知。尽管如此，我作为一个高管教练已经有7年的从业经验，接受过明确的心理治疗培训并且拥有商业背景。我工作中的客户来自各种文化背景和组织。

概要

本章回顾了我在澳大利亚作为高管教练－治疗师的从业经历，探讨了作为心理治疗师的培训以及商业背景，是如何影响了我与客户的工作以及我的教练哲学。我探索了当与个人或企业工作时，尤其在当今多元文化下的澳大利亚进行跨文化工作时，某些原则如何应用。此外，本章还会讨论在两种不同模型之间工作的"灰色地带"、"拉拢"两种不同模型时的压力，以及这样工作时，作为从业者的职责。

为了加深理解澳大利亚目前在教练疗法领域的世界地位，我开始研究世界各地对于心理治疗师、教练或者教练－治疗师从业的官方和非官方的规定。不出所料，环顾世界，与教练治疗取向或者应用相关的信息寥寥无几。

心理疗法和教练的国际规定与规则

这并非是此话题的定性式研究，而更像是在由五花八门的心理治疗和教练从业及培训的规定所构成的一潭浑水里，做一次试探。我的研究集中在澳大利亚、中国、欧洲、美国和英国这些地区。教练，作为一个更年轻的、更新兴的行业，貌似在定义和培训方面，在国际上有着更高的一致性。教练心理学运动为教练领域发展了心理学特色的干预应用，尤其是在教练发展成熟的地区，比如英国、澳大利亚、欧洲和美国。但是，心理疗法应用和培训依然是千差万别的。在有些国家，医学或心理学学位是必需的，但是在另一些国家，相关的规定尚未形成。教练与心理疗法的整合，或是某个特定的教练－心理疗法模型，在全世界范围内大多是不为人知的。

189

世界范围内的心理治疗实践

　　心理治疗的传授和实践相对来说因国而异。在欧洲，每个国家都有不同的立法，并且设定了成为心理治疗师以及执业所必需的各级资格，不过硕士学位总体看来是入门必备的（Warnecke, 2010）。在德国和意大利，从事心理治疗者必须具有医学、心理学或精神病学学位（Warnecke, 2010）。欧盟成员国必须为打算跨境从业的心理治疗师建立资格比对系统。

　　在美国，因为各州立法不同，也同样呈现出千差万别的画面。在某些州，心理学或精神病学学位就足可执业，而在另一些州，则还需要其他的执照。在某些州，需要有单独的执照注明最低资格水平，而在其他一些州，博士学位是前提条件。在澳大利亚和英国，心理治疗目前是非监管执业，任何人都能使用这个头衔并且作为心理治疗师从业。尽管如此，这两个国家正在试图引入一些严格的自我约束系统作为制衡。专业团体，比如澳大利亚心理治疗师和咨询师联盟（PACFA）、英国心理咨询与心理治疗协会（BACP），以及英国心理治疗协会（UKCP）也在各自国家积极地发展自我约束方案。在中国，心理治疗是相对较新的现象。在他们的调查中，Qian等人（2001）发现84%的从业心理治疗师具有医学或心理学学位，或者更高，但是其中仅有9%接受过实在的心理治疗培训。

世界范围内的教练实践

　　从世界范围看，教练的定义以及教练从业所需要的能力目前尚无规范。从全球来说，教练还是一个成长的行业。在被研究的国家中，教练是一个处在不同发展阶段的、自我约束的行业，相对来讲，在澳大利亚、美国、英国和欧洲的部分地区更加先进。全球性的自律组织有蓬勃发展之势，比如国际教练联盟（ICF）、教练协会（AC）、欧洲指导与教练委员会（EMCC）这三个组织在2013年同意组成工作联盟。ICF（2007）研究发现全世界教练行业价值约为15亿美元，且估计全世界有4.5万～5万名的企业教练（Bresser Consulting, 2009）。教练们呈现出接受高等教育，比如硕士学位，并且以女性为主导（ICF, 2007）的趋势。教练培训服务也大量涌现，从小规模独立提供商到知名大学里的本科、硕士和博士学位。

私人心理顾问：咨询与教练技术的整合

190

教练心理学和整合式教练－治疗师

心理学和心理治疗行业对教练的影响与日俱增（Stober & Grant, 2006a）。悉尼大学、城市大学（英国的首家）以及东伦敦大学都设有教练心理学系。某些心理疗法的方式也使其适用于教练，比如高效教练、叙事教练、焦点解决和人本主义教练。

大学中教练心理学系的风生水起激发了在教练行业中，实证教练心理学模块的发展。经过培训或注册的心理学者给曾经或未曾接受过心理学培训的学生们授课。这个取向使其在与客户工作时，会运用大量的基础咨询技术以及行为主义观点。越来越多的咨询师涉足教练领域，同时教练们也寻求更多的心理学手段。教练心理学这一趋势因而在教练界开辟了从心理学视角来看教练的讨论。在教练群体内部，对这种工作取向存在着几种不同的态度。格兰特（Grant, 2011b），在他的《建立关于传授教练心理学的议程》的演讲中，建议未来的教练教育，在以坚持达成客户目标为首的前提下，可以向没有心理学背景的对象教授心理学基础理论原则。来自不同背景的教练们可以在心理健康方面更明了更通晓，以便在必要时能够把客户转介给专科医生寻求支持。

在全球范围内，针对整合式教练－心理疗法模型的信息和研究都非常有限。目前，英国看似在引领这种取向的发展。新近设立的整合教练－心理治疗职业者协会（AICTP）在支持和引导整合式教练－心理疗法的从业者，并鼓励在这个领域的探讨和研究。此外，英国心理咨询与心理治疗协会开设了教练分部，专门关注对教练感兴趣或积极从事教练工作的咨询师或心理治疗师会员。澳大利亚虽然还没有广泛公认的职业组织，但是，我担任了AICTP在悉尼的国际协调员，所以一个新的篇章已经开启。

我的整合式高管教练－治疗师经验

在这一部分，我将回顾我是如何在澳大利亚作为整合式高管教练－治疗师工作的，并审视在这样的工作方式下，我所运用的技术和经受的压力。在商

191

业领域长期任职后，我对心理疗法和教练产生了兴趣。我把用在自己做总经理（在零售和快销品领域）的第一职业中的力量和兴趣，投入到发展我的第二职业中去。我在三大洲都生活和工作过，并且积累了丰富的经验。我想去了解我们如何最佳地管理和激励他人的那些背后的原理。这些兴趣引导我开始研究心理治疗和咨询。从那儿开始，我发展到和来自各种边缘群体的人们工作，并自愿在澳大利亚最杰出的援助热线担任一对一的心理咨询师。我为澳大利亚教会的法庭援助工作，服务于案件受害人和目击证人。过去的7年间，我一直作为运用整合式教练-治疗师取向的高管教练在工作。在我名片的署名上，写着"集商业技能和治疗基础于一身"。我把自己作为心理治疗师所接受的培训和在商业领域的经验与知识用来启发教练工作。我是澳大利亚和英国许多咨询和心理治疗组织的会员。我也是教练协会国际分部的会员。我和来自不同国家、不同文化的客户都工作过。

高管教练和整合取向

那些赞同教练-治疗师取向的人认为，适当的治疗培训作为这种工作取向的基础是必需的。作为教练-治疗师执业，我所受到的心理治疗培训支持着我的教练工作和它的效果。弗里斯（Kets de Vries 2007）、佩尔蒂埃（Peltier, 2010）和基尔伯格（Kilburg, 2009）阐明，尽管并非必须要成为心理学者才可以提供高管教练服务，但是具有心理治疗知识（为部分并非全部心理学者所拥有的）极大地改善了教练的结果。不过，我在心理治疗方面的培训并不是决定性的。例如，运用家庭系统和依恋理论的知识可以支持一种教练方式，促成更好的结果，但是却不能成为教练的驱动力。教练的定义聚焦于客户的目标达成和幸福感受，并未因教练对治疗视角的过度关注而被更改或推翻。在我的工作中，我就开诚布公地向客户解释我的取向。澄清哪些问题是教练会处理或者不会处理的，也至关重要。我发现，描述我的工作取向和我运用的手段，包括说明教练工作有时涉及潜意识动机、过去的事件以及这些事件波及的情绪影响，这种做法非常重要。基尔伯格（Kilburg, 2009）强调客户必须被告知并同意所采用的治疗手段，而且使用它们的教练必须经过这些取向的适当训练。最后，

私人心理顾问：咨询与教练技术的整合

我相信教练－治疗师取向指导下的教练工作，是在于发展客户的自我觉察和自我分析能力，这样他们可以学会在必要的时候自己运用（Kets de Vries, 2007）。

客户对于整合式教练－治疗师取向的观点

购买这种教练方式的客户也持有不同的观点。因为我作为教练－治疗师的工作方法是公开的，所以我会遇到对这种教练模式持有各种观点和信念的客户：从不想要一个有治疗背景的教练到只想要一个有治疗背景的教练。这两种立场，我认为，都是源自对于教练－治疗师角色的误解。我从很多客户那里听到过下列评论：我会分析他们吗？带他们踏上漫长的心路历程？不关注结果？我会不会是咨询他们而不是教练他们？但是，我也被问到过，我是否能和有潜在心理健康问题的客人、在人际关系上有障碍的经理，或者公司尚未找到方法以管理其表现的员工一起工作。我发现对我而言，需要对这些先入为主的观念十分警惕，并且澄清我的主要身份首先是教练。我只是用心理疗法的原则和教学，在客户达成目标的过程中给予辅助。

还有些客户，他们认为只针对行为的教练并不充分。他们想要一位教练，既能建立信任关系，又能处理那些潜意识与意识中的，左右了动机和行为的因素。这些客户理解教练中的治疗基础是如何帮助被教练者去自己体悟、如何创造自我觉察，相应地帮助客户达成目标和形成改变。弗里斯（Kets de Vries et al., 2007）指出一个有临床知识的、在发现和探索表面以及更深层问题方面训练有素的教练，在工作上是更卓有成效的。

一位客户的视角

了解到教练是以治疗取向为基础的，令身为公司CEO的我感到宽慰。我知道教练不是仅仅在一个单维层次上开展。我们与教练一起工作，深入探索个体，发掘出在表面下真正发生的事情。我们处理的是行为和运营风格背后的根本性原因，而不仅仅是点评行为的表现。

更为深远的是，作为CEO，我知道我的团队获得了最多的机会去实实在地弄清这个因果效应并处理真正的问题。

第十五章
来自南半球的明信片——对整合式高管教练－治疗师实践的国际化视角

193

如此一来，我们的团队就完全有把握在组织中脱颖而出。

我深信，这种取向，与那些更表面化、理性和单维的取向恰恰相反，能使我们通向成功。我也相信员工们是自发地、急切地寻求治疗支持。于是，没有走任何弯路，他们就得以经历一些以前绝不会涉及的事情。在此我们所说的是"真实的"工作和将他们带向真正成功的取向。最重要的是，我看到了随之而来的在员工个人生活中的益处。这个工作对于家庭环境下关系的深远影响，是出乎所有人意料之外的收获。

一个良好平衡的家庭和工作环境是所有人追求的终极目标。

G. Perlstein（CEO Specialty Fashion Group Australia, 2013）

疗法知识和技术如何指导整合式高管教练-治疗师的工作

压倒一切的重点是我以高管教练作为自己的首要身份。不过，心理疗法的原则构成了我教练工作的基础。我运用心理疗法技术，例如运用深度倾听和无条件积极关注来建立信任关系。我与客户工作，并且教导客户了解家庭系统动态与潜在的在工作场所的移情和反移情。我在商业方面的知识也有助于建立关系，因为客户可以迅速发现，我深切了解商业成功的驱动因素和工作中可能对个人产生影响的因素。这一切的基础是我在工作中运用的反思性实践方式，在进行跨文化教练时尤其重要。

正如格兰特等（Stober & Grant , 2006a）所指出的，教练主要是关于改变，这两位学者还定义了人类发展这一术语。从整合式教练-治疗师的角度，高管教练和其他任何教练模型在这个方面并无二致。教练的目的是应对改变，并帮助客户达成他们的目标，不论他们的个人目标与商业和组织怎样结合起来（Kets de Vries, 2007; Stober & Grant, 2006a; Kilburg, 2009）。我在实践中运用整合式教练-治疗取向，就是发展对有意识和无意识模式的觉察，以及对过去的事件和关系的觉察。那些事件和关系现在影响着客户，或许还阻碍了他们实现既定目标（Kets de Vries, 2007; Kilburg, 2009 ; Brunning, 2007）。它还意味着和客户一道去管理和协助对行为、潜在的基本信念和可能的移情问题的调整，以

私人心理顾问：咨询与教练技术的整合

便最大程度地确保将改变带入未来。

倾听、无条件积极关注和关系

我的高管教练－治疗师工作的基础是这些原则：倾听、无条件积极关注（unconditional positive regard），以及最重要的，构建教练与被教练者之间互相信任和尊重的关系。这样的倾听可以在跨文化背景、性别和年龄的情况下运用。倾听，直到真正理解，使得客户既能够听到自己的心声，也能够体验到一种关系，可以真正接纳他们的故事。范德卢（Van de Loo, 2007）在《沙发上的教练》（*Coach on the Couch*）中指出，倾听是决定关系质量最为重要的因素之一。倾听，对于一个教练－治疗师来说，也是将教练过程的来龙去脉及其成果谨记于心。倾听，被用来将所有围绕着期望的成果、相互关联的部分组成一幅完整的画面。范德卢（Van de Loo, 2007）描述了带着"第三只耳朵"倾听，并且说明了这种倾听，不仅要听被呈现出来的，还要听没有被呈现出来的，要听出无意识的意义。教练一面要倾听客户，同时还要倾听那个正在聆听客户的自己。教练既要与客户同在，又要同时反思整个过程。正如弗里斯（Kets de Vries, 2007）所阐述的，这就像我们既是舞台上的演员，同时又在观众席上观察着演员。它给予所有的信息以同等的信度。在教练时，一段无条件积极关注的关系会显现出更多的层面，因为它不仅仅在于相信客户学习的能力，更在于建立了一种以相互对话为基础的关系。在这种对话中，接纳和理解是不可或缺的（Passmore, 2007）。客户的自我反思因而就成为了这种倾听的副产品。

在问句和想法上保持"干净"

由戴维·格罗夫（David Grove, 1991）发展的干净语言问句帮助我在教练操作时尽可能地摆脱我个人的偏见、价值观和信念。戴维·格罗夫是一位出生在新西兰的心理治疗师，工作对象是创伤受害者。他发展出了一套问句，试图通过使用客户自己的话，将问句中咨询师的偏见净化掉。我使用这类问句来探索和澄清客户的故事，并同时"检查"我的偏见或假设。比如，一位客户可能

195

陈述他们想要"明晰他们职业的发展方向"。我会接着提问："所谓明晰您职业的发展方向，那种明晰是什么样呢？"我发现这个非常重要，尤其在处理那些我或者了如指掌，或者一无所知的，跨文化或商业地区的情况时。在一次教练会谈中使用干净语言问句可以避免我们自己的语言、信念和价值观中出现的假设。应用干净语言问句使我能够准确地倾听客户并且不使我自己的偏见污染了我的问题（并且由此潜在地污染了客户的故事）。

移情与反移情

对我而言，理解在商业情境下移情（transference）的原则对于教练－治疗师是至关重要的。能够反思，并且将移情的原则介绍给客户，对于发展客户的自我觉知非常重要。弗里斯（Kets de Vries, 2008）描述到，当遵循一定的治疗范式时，过去与当下之间是一个连续体，其间过去的会经常现身在当下。客户在工作环境里，会时常将对过去关系的情绪转移到当下的关系中。指出这个，并且帮助客户发展觉知，可以使他们练习更多方法，以及在未来给予他们更多选择。反移情也可以为经验丰富的教练－治疗师所用，作为了解客户的一种方法。教练把他们自己和客户相处的体验作为信息，来体现在客户的觉知之外发生了什么。弗里斯（Kets de Vries, 2007）提出，在倾听客户的词语和内容时，教练应当观察自己是如何"感受"客户的故事。教练要监督在他们自己身上发生的，与此客户相关的情况。所有输入的信息都是有用的，并且教练的自我观察是和客户的内容一起被权衡考量的。这个信息随后可以小心地反馈给客户并且用来发展觉知，或者作为更深入探索的基础。比如，"在我听到你谈到你的部门计划时是那么的坚定，我觉察到我有点焦虑。我在想你是否注意到其他人也有类似的反应？"

令人启发的反思性实践

治疗原则会对教练工作实践之反思给以支持和影响。了解自己的历程，以及持续地反思自己的偏见、价值观、信念和移情，构成了我的实践基础。通过不断的教育（在教练技术和心理疗法模型方面）、规律的治疗和督导，来力求更高的自我觉知水平和持续的自我发展，这对于一个从业的教练-治疗师（Summerfield, 2006）而言是举足轻重的。和我的督导一起反思我的偏见、价值观和信念，使我能够更新自己对于自我的观点，以及对于我的客户和教练-客户关系的看法。作为一个教练-治疗师，假如我们不是规律地反思这些问题，我们被卷入客户的故事和（或）被卷入移情问题的风险就可能存在。我不断地通过客户来了解自己，因此也需要规律地反思我自身的问题——更新我的知识基础，从而对客户保持尽可能的开放。这点在与客户工作中对其进行回应时，显得至关紧要。反思性实践还很重要的一点在于它能够提高教练的真实性。卡尔·罗杰斯发现，作为治疗师，当他可以全然接纳地倾听自己，并且"做自己"，包括接纳他的不完美时，他是最有效的（Rogers, 2004: 17）。我越是了解和接纳自己，在教练关系中对他人就越真实和坦率。我知道，假如我对自己不这么做的话，就很难去要求客户去反思和变得更有洞察力。

将商业知识融入整合式教练-治疗师模式

当以整合方式工作时，我认为了解商业成功的驱动因素也很重要。佩尔蒂埃（Peltier, 2010）阐明固然心理治疗师拥有的技术能够给当今的管理者和组织以极大的增益，不过了解商业运作和文化也是必要的。当然，这因客户所属的组织而有所差异。作为高管教练-治疗师，我工作过的客户中有管理员工的，有管理大额销售和预算的，也有管理基础建设项目的，也有股东和董事会的（仅举几例）。在我的经验中，熟悉客户在教练过程中的压力、紧张、成功和期待，是整合式的教练-治疗师取向中至关重要的一部分。能够使用和理解商业语言，也有助于使客户和组织对整合式教练-治疗师取向采取开放态度。

教练在跨文化和国别工作时应该怎么做

澳大利亚是一个多元文化的社会。在约2200万人口中，30%的人是在澳大利亚以外出生的。向澳大利亚移民最多的前5个国家是英国、新西兰（10%的新西兰人在澳大利亚生活）、中国、印度和意大利（澳大利亚人口普查，

2011）。在澳大利亚进行教练工作，不可避免地涉及来自形形色色背景的，与教练的文化准则不同的客户。我自己就是一个有英国背景的移民，我也在瑞士和南非居住过。这些经历赋予了我世界性的观点、信念和准则。

在跨文化和国别从业时，教练治疗的核心技术和准则变得更加重要。首先，在教练期间，要有一个加强的、持续的自我"检查"：观察一个人自己的文化知识，理解一个人自己的偏见、价值观、专业上的长处和（有时）短处。要将这个内在的对自己的倾听和对客户内容的倾听相互联系起来，并且也要监督这两者间的互动。这就要求不断地用出现的新知识，来更新一个人已有的知识。

其次，需要认识、反思，并且有时向客户指出，教练的文化观点可能会给教练过程带来什么。对有些教练来说，这个过程可能是种不同的工作取向，因为有时要将"你是谁"置于教练关系中的显著位置。对客户来说，这是承认你的偏见和文化准则，以及它们可能会对客户和教练过程产生的意义和暗示。这包括为客户去确认你作为一名教练，哪些是你需要加注意的而且更为重要的，哪些是你可能在教练过程中疏漏了的。这个过程为定义"当下"的不同点和相似之处，以及其对客户、对他们的工作和对教练过程意味着什么，创造了对话的机会。帕斯莫尔和劳（Passmore & Law, 2009）指出，当在多元化环境或者不同的文化观点间工作时，教练的角色是去挑战和凸显客户的信念、价值观和文化观点。

以下为两个案例。

西尔维

西尔维是印度裔医生，她的婚姻是父母包办的。她一方面竭力用澳大利亚的那种"西方"文化来生活和工作，同时又在她的原生家庭和自己家里坚守着传统的价值观和信念。

在这个例子中，我开诚布公地披露了我与其不同的文化背景，具有不同的价值观和准则，并且对她的传统文化知之甚少。我们接着讨论了，在我的文化视角下，我对她的故事可能会有什么疏忽或误解。西尔维想听到和自己的对

私人心理顾问：咨询与教练技术的整合

话。她还希望有人能倾听她大声反思她的信念、价值观和行为准则，而不用担心被评价。通过坦率地讨论我们的区别，我发现她也想要并且需要去听我对于她的信仰和价值观的看法。这帮助西尔维找到了正确的方法以应对与两种文化共处的复杂局面。如今她可以和我做这番交谈，而不是和自己对话了。仅仅这个过程本身就帮助她理清了思路。

彼得

彼得出生在中国，在一个大型建筑公司担任财务经理。彼得想提升他的影响力，因为他发觉管理和影响他的同僚们很困难。这点又相应地影响到他在其他部门推进改变的能力。

我从教练彼得一些具体的影响技术开始，让他吸引住同事。但是我很快认识到，情况不止这些。通过倾听彼得的故事和询问他的工作经历，我听到了彼得关于"澳大利亚人怎么工作"和"中国人怎么工作"的看法。我们接着探讨了在这两种不同的文化视角下工作的含义。在这个过程中，我既挑战了彼得的观点，同时也仔细地确认了这些观点以及它们的文化渊源。我们探讨了坚持其观念对他而言意味着什么——彼得的中国根是他身份的一部分，他和工作的关系也是他身份的一部分。他认为如果接受"澳大利亚式"的工作方式，他的中国身份就会进一步削弱。但是，他也知道，如果他不去适应环境，那他就不能胜任工作。通过对彼得的观念做工作，并且促使他去探索既能灵活应对"澳大利亚方式"，又无损于他自己信念的方法，彼得开始知道如何调整他的行事风格。我们还探讨了彼得可以怎样让他的同事了解其文化和他在工作单位的经验。

在整个过程中，我运用了教练-治疗师技术：在一个无条件积极关注的环境中进行倾听。彼得体会到，对一个来自不同文化背景的人（多数人的文化）来说，去真正理解他的世界观，是怎样的一种情形。我也对自己在工作上的价值观直言不讳，而且我和彼得一起推测他的同事会怎样注意到他。渐渐地，彼得开始享受一些在工作上的"胜利"，并且继而改变了他的工作方式和他与同事相处时的行为。

教练中的心理疗法原则或者"灰色地带"

心理疗法训练提高了我的教练水平，并且以教练身份来工作也加强了我的咨询实践。但是我们如何用这样的方式和客户一起工作，并且确保我们尊重他人、与人无害？我们需要了解、调动客户的反思能力以及我们的判断力，去确定何时适用何种取向。最重要的是，我是一名高管教练，而这就是我和客户相处时的身份。这是一个不断演进的领域，所以我们需要对它的细微差别、对客户的反馈保持关注。因为知道自己不会一贯正确，所以我们还需要对选择何时适用哪种干预方式的复杂性保持关注。因此我们需要适应双进程压力：既在瞬息间领悟，又在置身于未知。从某种角度上，这其实就是我们要求客户做到的。

结论

作为一名专业的高管教练－治疗师，心理治疗的原则和实践对我与客户的工作产生了极大的影响，也影响了我的教练哲学和反思性实践的态度。我对客户坦承我是怎样工作的。了解到在澳大利亚，就像世界其他地方一样，教练还处在非监管状态并且涉及各种实践操作，这意味着我们在让客户（和其他教练）理解整合式教练－治疗师模式的本质上，还有一条漫长的路要走。同时在这种模式下，还有大量的研究和发展机会。

私人心理顾问：咨询与教练技术的整合

第十六章

听取从业者关于整合的意见

萨拉·贝克（Sarah Baker）[1]

本章介绍了近期关于教练、咨询师和治疗师–教练对咨询和教练之间界限的看法的研究。这项研究采访了咨询师、教练、治疗师–教练和私人心理顾问，以更深入地了解咨询师在实践中识别和处理界限的经验。从实务工作者的谈话中可以明显看出，一些教练和咨询师坚信，方法之间的区别是维持个体辅导和咨询职业的根本。然而，对于许多实务工作者来说，当他们在现实中管理边界时，冲突、困境和不适是显而易见的。一些咨询师和治疗师则讨论了边缘模糊化和整体整合。一些人表示需要得到如何有效整合的指导，其他人则说他们已经开发了自己的咨询模型。私人心理顾问讨论了使用私人心理顾问模型促进整合过程的优势，以及使用该框架来适应技能与能力的好处。

---

[1] 萨拉·贝克（Sarah Baker）：博士研究生，在贝德福德郡大学教授教练心理学。她的研究方向是调查从业者对咨询和教练之间界限的看法。这项研究旨在探索建立独立的教练和咨询领域。同时她还在大学提供开放的咨询服务。

概要

在咨询和教练这两个领域，反复出现并被频繁讨论的主题是关于这两种取向的异同。在文献评论（Bluckert, 2005; Grant, 2003）中提出了两者理论上的界限以及泾渭分明的差别。但是，在实践中，对于理论上界限的争论时有发生（Bachkirova, 2007），并且近期的研究也阐释了在实践中运用界限的顾虑。研究显示，相对于遵守理论上的界限，很多教练依靠个人的经历和理解来个性化地定义界限（Maxwell, 2009a）。结果，对于界限究竟在哪里的解释就莫衷一是，含混不清了（Jopling, 2007; Price, 2009）。

例如，近期的调查显示，大多数教练和咨询师（70%）认为他们是凭经验了解到界限在哪里（其中60%的从业者报告当动态发生改变的时候，他们是靠直觉感受到的）。但是，尽管这种说法很有力，它还不能全面代表实际情况，因为还有43%的从业者承认，他们发现在与客户工作时很难找到界限（Baker, 2013）。

虽然这些数字给出了一个从业者经验的概貌，但是它们还不足以反映坚持其中某个观点和在两者间举棋不定的细微差别。为了更深入地理解咨询师和教练怎样处理界限，需要听取从业者的声音。

本章会探讨这些咨询师和教练的想法以及感受。他们自愿分享他们对这两种取向共同点的看法以及他们在实践中如何处理界限。从业者将他们自己定义为咨询师、教练、治疗师－教练或者私人顾问。有些从业者明确地表示他们是作为教练和咨询师在工作，但是不会把这两种取向用在同一个客户上。所有的从业者都觉得他们的培训、经验、个人信念和价值观支持了他们关于分化还是整合这两种取向上所持的观点。本文通篇使用化名来保密其身份。

界定清晰的界限

一位教练，戴安娜，强调有必要将助人方式按照谈话技术加以区分。她着重于在教练和咨询之间划清非常确切的界限："伦理上，我认为（把二者区分

私人心理顾问：咨询与教练技术的整合

开）从职业角度来讲是更有效的决定。"

戴安娜热切地强调她和她的客户有着非常清晰的界限，并且想确保她关于维持教练和咨询之间界限的观点能够被重视。她强烈地认为混淆界限会削弱任何一种取向的严谨性。"我不会选择那么做，我想它非常混乱。我是个实用主义者，所以我并不是说它就是错的，但是对我来说它就是太混乱了。"

尽管戴安娜兼备咨询和教练的技术，但她很清楚地表示她只会提供那些约定在先的，并且在合约中明确规定了的帮助。在教练环境里，如果客户表现得需要咨询，作为教练，她会提醒客户他们有言在先，只处理具体问题。他们不会在教练关系下，深度探究情绪难题或者个人经历。戴安娜表示她反而会建议客户去看咨询师。她是这样说的：

我个人会倾向于不对同一个人既做教练又做咨询师，因为那会出现不同的互动，会使整个情况更棘手……在关系中两者细微的差别还是存在的，虽然我很谨慎地表达这点……如果我想教练你，那么我会真的进去试水……我会去充分了解你的情绪直到能和你一致，去真正展现我对你的了解足够进行一次干预……如果是咨询，那做法可能就不一样了。所以在两种不同的情况下，客户对我的看法就可能有所区别。

整合咨询和教练这个想法看起来让戴安娜（以及其他从业者）在很多层面都有所顾虑。首先从业者们强调对于客户安全的担忧："对我而言，增加界限就增加了客户的安全。我不放心客户在切换行为中的安全。"

经过进一步思考，她质疑这种做法的严谨性，即运用直觉或本能感受，来确定咨询和教练之间的转换。"（当我教练一位客户而他们谈到敏感话题时）我怎么来判定这是应该咨询的？我的意思是要用什么标准判断？我不认为这标准真的存在。"

不舒服的感觉还存在于助人关系中教练/咨询师分享的内容，以及在整合取向中如何对其加以恰当的管理："这关于自我暴露的程度，关于我可能和你/对你表达出哪种感受……不论我是否会收到你的反馈。"

203

保持清晰的界限、设定期望和明确的合约被戴安娜强调为伦理上的考虑：
"这事关伦理和工作明确度——如果我是一个付费的客户，我有自己的观点。
我想知道你能给我什么。"

管理流程

签订合约被所有参与调查者视为最基础的条件。教练合约被视为更严格和
清晰有力的合约，而咨询合约则更易变些。不少调查者指出签订合约和非常清
楚地向客户表明能提供哪些服务，是很有必要的。如果合约是第三方签订的，
这点就显得尤为紧要。合约中需要向企业客户和来访者说明教练的能力资质。
此后教练应在特定的技术组合内工作（Price, 2009）。所有从业者都表示，他们
认为开放且明确的合约对他们的服务工作来说是必要的。

无咨询培训的教练

在关于教练的著述中，显示出一种假设，就是所有教练的客户都是精神
健康的、功能完善的，并且不存在潜在的心理问题。尽管教练的客户看起
来生机勃勃，并且能够管理自己的情绪，然而在现实中，他们可能和咨询
中的来访者一样脆弱，他们不过是试图掩饰他们的心理问题罢了（Maxwell,
2009a）。近期的研究加剧了对此的担忧，因为研究揭示出很多教练依靠个
人经验和理解来个性化定义界限而不是遵守理论中的界限（Maxwell, 2009a;
Baker, 2013）。因而，就会有一种风险存在，那就是教练在和脆弱的客户工
作时，或许不了解会引发伤害的潜在可能性，而且或许无法尽到充分注意的
义务。

调查中的很多参与者都讨论到这些问题。对于那些表示仅仅交谈是不
会造成伤害的教练，索尼娅表达了她的担忧。索尼娅感到脱离"干净语言"
（用客户自己的语言）并且在回应时进行解读，可能产生很大的影响作用；
交谈和表达恐惧这个过程本身就能够潜在地释放很多情绪和记忆。结果，那

私人心理顾问：咨询与教练技术的整合

些不具备适当技术或培训的从业者会发现自己陷入十分困难的境地，并且无力恰当应对。

对于短期培训项目是否严格和有效，以及教练是否明白工作应力所能及，一些治疗师－教练们和咨询师们表示了不安。咨询师们尤其讨论了，那些没有咨询经验的或心理学背景的教练，是否充分了解他们自身会怎样影响到客户关系。

接受过咨询培训的教练

有关教练的著述经常强调这个过程的动态特性。教练被认为是聚焦目标达成和提高效能的。虽然布卢克（Bluckert, 2005）确实曾经建议过人际关系和个人生活问题最好通过心理疗法来处理。但是，研究显示，教练仅仅处理职业问题这种想法是站不住脚的。教练们报告，职业和个人事务是错综复杂的，而远非壁垒分明。教练们经常被要求处理"整个混乱的人"，包括他们的情绪、过去的历史以及他们的业绩目标（Maxwell, 2009a）。一位调查的参与者（雪莉）表示："我认为在我做的教练工作中，新兴趋势是和心理健康有关的大问题。而通常，这是来访者第一次有合适的机会来讨论这种问题。"

阿曼达和雪莉表示，和雇主签订的为提高绩效的特定合约，可能会令人感觉不舒服，因为她们能够发现痛苦，但是却无法帮助客户。

你知道组织都要求某一套行为规范，并且你知道你多少也要遵守这套规范。还有，我觉得在一个经济衰退的世界里，为了工作，人心惶惶，越来越多的人只是把自己封闭起来……我想这真的让我非常沮丧。想想看，有多少人将自己封闭起来而勉力支撑。但是实际上，在内心，他们还不能真正应付裕如。

因此，如果在教练中产生任何深度的个人问题，她们不得不强调该问题，并且建议最好将此问题交由咨询师处理。阿曼达提出："我想我作为咨询师受训的原因之一就是，很多人会来和我谈不同的东西，而且他们开始没多久就会

205

眼泪汪汪，而我还没有真的说什么。"

虽然她们都具备和客户深入工作的技术，但是她们感到受到合约的限制，必须把客户转介给其他专业服务机构。尽管这样，她们也会担心咨询技术是否有时会不经意地被用来辅助工作并且她们对整合实践的伦理含义也有顾虑。雪莉说：

我想我觉得自己的处境很微妙，是因为我知道我可以帮助客户，而且我也有这个意愿，但是那样可以吗？而且我想我知道自己拥有良好的专注力，但是有时我的感受是：我是不是以身犯险了呢？假如事情不顺利，我会不会因此被批评？我会不会处于伦理的旋涡之中呢？

这点非常有趣，显示出参与者们希望有清晰的界限，不仅为了客户，同时也是保护他们自己。我们会在本章的后面再来谈这个话题。

模糊的边界

相反，有些公司会积极寻找能够在深层问题上管理和支持客户的专业人士。人们常常感到界限是模糊和灵活的，而并非是清晰和严格的。的确，教练的边界是根据客户和教练期望哪些在工作关系中适合讨论而界定的（Maxwell, 2009）。

乔治娅、安妮和索尼娅都提到了她们与那些重视其咨询技术和教练能力的公司之间的长期咨询关系。这些公司知道，她们会运用她们的技术和客户进行深入的工作，从过去探索潜在的问题，并使用教练策略帮助客户在当下成长。

整合技术和取向

大家公认的是，教练和咨询，在和客户工作时，使用了相同的技术组合（Bachkirova,2007; Bachkirova & Cox, 2005）。在要求界定这两种取向的相同点

私
人
心
理
顾
问
：
咨
询
与
教
练
技
术
的
整
合

206

时，很多咨询师将此对比一带而过，显示出两者之间技术的整合是不言而喻的。举例来说，玛莎断言道：从价值和技术的角度，这两种取向之间有大量的重合。

在考虑教练和咨询的区别时，有些从业者提到了普遍建议的界限，比如咨询着重过去，教练看似更强调现在和未来。有些人也探讨了咨询的工作深度和问题探索，相对应地，教练则聚焦于目标达成。然而，很多人都认为这些方面并不特定局限于这种或那种取向。比如，客户会探索他们的情绪或者提及他们过去的经历，以使他们现在的行为被理解。此外，有些咨询可能会留家庭作业并且聚焦于未来。这对某些人来说可能是令人困惑不安的。雪莉就表示：我想我们正处在这整个领域的过渡期当中……它非常令人困惑。

而且，肖恩和玛莎认为某些咨询疗法间的差异要比教练和咨询之间的差异更大。正如玛莎所指出的：

这取决于当你谈到教练和咨询时，你心里想的是哪种取向。所以，比如说，我不认为焦点解决教练和焦点解决咨询之间有多大差别。但是如果你说到精神分析心理疗法和CBT（认知行为疗法），那两者间差别可能就大多了。

通过和从业者的探讨，看起来从业者采用的模型或取向是他们选择分化还是整合教练和咨询这两种取向的关键因素。从业者在与客户工作时，专门应用一种模式的，会赞同分化这两种取向，或者明确地认同教练或是咨询，或者重视这两种取向的界限。另外，那些发展出自己的整合取向或者超个人取向的从业者会解释说，将教练和咨询整合起来的工作令人感到可信可靠，因为它运用了他们所有的技能、知识和经验。例如，希瑟表示："有时这就像'之'字形。当你教练时你难免会用到咨询的部分，而且我猜咨询师也免不了要用到一些教练的部分。"

针对整个人工作的一体化取向，使用心理学或咨询培训来探索潜在的问题，并且帮助客户提高工作绩效，这非常吸引整合咨询师（Maxwell，2009a）。近期研究表明，30%的咨询师和教练认为咨询和教练应当整合（Baker，2013）。

整合取向的从业者们热情地讨论关于模糊界限以及用他们的全部技术和能力来帮助客户，便可说明这点。雪莉特别强调："我觉得如果我严格遵守界限规定，我的客户获得的好处会减少。"

但是，当阐述其立场和对教练与咨询的整合尝试，关于其正确性，雪莉缺乏信心。雪莉担心，通过整合两种取向来面对客户，她可能违反了专业团体制定的伦理准则。她的这种不舒服通过其身体语言和表情可以直观地感受到。雪莉明确表示她需要大量案例研究来说明别人怎样有效地实行整合，或者是一个框架，能够使她合乎伦理地工作，允许她们在安全环境下维系客户，并在能力范围内工作。

我知道从不会有人去说"这绝对就是真理，这就是正道"，但是我想对决定中的伦理部分多一些了解，真的会很有帮助。因为我觉得就好像是你把自己封闭起来，然后觉得这是教练的、那是咨询的，你会失去整体观。

安妮使用了些许的经验和知识来定义她们的工作方式。她形容，当整合教练和咨询时，她是如何感受到她提供的服务是流畅无缝、并且横跨分界的。她感到客户很重视能够在整体的和超个人主义的方式下工作。她的这种工作取向在那些想要融合咨询和教练取向的人中备受欢迎。

朱莉说到她认为很多人的问题可以通过技术得到缓解。这些技术能使他们反思并自主地前进。

进行了一些关于其模式有效性的调查后，朱莉认为她自己这套策略的发展有利于那些想要结合高效咨询和教练取向的健康护理服务提供者和从业者。她相继开发出了培训大纲，并已经通过了教育鉴定组织的认证。

克里斯蒂娜强调她的整合取向赋予她和客户工作时所需要的深度以及广度，不论客户需要的是一些治疗性帮助还是个人成长。所有人都强调整合令人感到非常真实可靠，并且对他们和客户来说，都是正确的事情。

实践中的私人心理顾问

那些采用了私人心理顾问模式（Popovic & Boniwell, 2007）的从业者也感到这个框架符合他们的工作风格，满足了客户需求。私人心理顾问这一框架旨在帮助从业者，既能有深度地工作——这深度通常与咨询关联；又能够促成目标导向的行动——这又往往与教练一致。珍妮特最近采用了私人心理顾问模式，解释说客户显得很适应在这一框架下工作。

我从来没听过任何人说"我真的不想做那事"，他们会说"好吧"。然后它就发生了……然后他们就每次都来，带着任何问题来。然后，看起来还起效了。

由于私人心理顾问模式支持对深度问题和个人成长的探索，因此客户和顾问之间的关系是基础。存在主义哲学的"我-你"（I-thou）关系强调了教练充分投入关系的重要性，以及确认在他们自身和客户身上发生了什么的重要性。珍妮特说明了关系对她而言有多么意义重大：

我认为关系非常重要。我想在这两种关系中信任必定是一个非常重要的因素。必须要有一种环境，人们觉得在那里能感受到被抱持和被关注。

从关系中的动态和互动里，在从业者和客户之间会显现出一些事情，提高了双方的自我觉知和自我反思（Jopling, 2007）。就像阿曼达所述："我觉得我也在进步，我更加理解自己了，而且……也理解了我对关系有怎样的影响。"

珍妮特的所见与阿曼达相同："而且还要运用这种关系……在这种关系里，对我而言可能会发生什么，以及对他们而言发生了什么。这给了我线索，让我去了解这间屋子之外可能发生的事情。"

雪莉还提出，从业者表现出他们愿意冒险并且迈出这一步，这能够激励客户：

（你）得把自己整个人投入这个房间，你知道，他们也要把自己的全部投入到这个房间，"因为假如连你自己都不准备冒险，你怎么能要求他们去担这个风险呢？"

珍妮特觉得，通过与客户紧密合作，并且帮助他们解决潜在的问题，私人心理顾问能够成为客户的引导者，帮助他们达成改变过程："但是我发现总有那么个阶段，你知道在心理治疗过程中，当人们承受了很多，然后他们就会想：'现在又是什么？我该拿它怎么办？'"

珍妮特和玛莎都讨论了她们是如何看待这点的：私人心理顾问模型提供一个框架，而这个框架反映了她们期望的工作方式。对如何有效地将咨询的深度和教练的表面目标整合起来，它提供了指导原则。她们相信，"私人心理顾问"这个称呼准确地描述了她们的工作状态。珍妮特表示：

我现在把我自己叫做私人心理顾问……这更舒服，你明白吗？我考虑了很久，但是治疗师－教练听起来就好像你把这两者截然分开了一样，所以私人心理顾问……对我来说，它感觉更好。

玛莎似乎也同意这点：

虽然这是一项正在进行的工作。但对我来说它是一个框架，真的能让我整合……并且提供教练和治疗……这是一个非常有用的模型，可以和客户分享。

然而，学习如何应用模型（也就是如何让模型为我所用）是有意义的。正如玛莎所说："我仍在梳理它的过程中。或者说是探索，可能比梳理更合适。"

私人心理顾问：咨询与教练技术的整合

督导

当与客户在支持性的关系中工作时，在实践中从业者可能会遇到难以理解或应对的个人挑战。咨询师认为来自督导的支持是必不可少的，并且被很多教练所采纳。然而，有些教练似乎抗拒督导这个概念。他们对于督导一词是否能恰当描述一种支持性关系，持保留态度。虽然他们了解这个词源自咨询，但他们觉得这个称呼中暗示出的权力动态会让很多职业教练反感。而且，教练认为规律的督导对于教练来说是不必要的，因为合约更加具体，而且教练不太可能遇到情绪化和挑战性的局面。从业者建议，支持可以在需要的时候提供。在最近的调查中，很多从业者（67%）报告在督导中讨论了咨询和教练的界限

（Baker, 2013）。希瑟，一位参与调查者，承认"几乎我和督导的每次会谈都是关于界限的"。

具有讽刺意味的是，用整合方式工作的从业者都强调了找到合适督导的困难。他们描述了和督导在一起的沮丧经历。那些督导们能够对教练或者咨询提供督导，但是却没有足够的知识或理解来充分支持整合取向。

理解从业者

通过对咨询师、教练、治疗师－教练和私人心理顾问的倾听，突出了关于在实践中确立界限的考虑和信心。这些问题在之前的研究中已经显而易见（Jinks, 2010; Jopling, 2007; Maxwell, 2009a）。近期研究显示，与寻找两种取向间清晰的界限相比，很多从业者不是对此问题举棋不定（17%），就是认为咨询和教练在实践中应当整合在一起（30%）（Baker, 2013）。这些发现似乎不能体现在有关教练学术文献中显示的对于清晰界限的渴望。毋庸置疑，会有一些从业者希望区分这两种取向。有趣的是，那些支持设定界限的从业者，"呼声最大而且最久"（Jinks, 2010），而且可能反映了那些反对整合、保护职业独立的人们的心愿。

在实践中，很多从业者发现界限模糊混乱（Maxwell, 2009a）。大多数自告奋勇分享其观点和经验的从业者看来愿意欣然接受整合。他们发展了真实的工作方式，使他们可以有效地使用自己的技术、知识和经验。他们当中的有些人创造了自己的模型来组织工作，而另一些人则采用现成的模型，推动咨询和教练取向的整合。

对于没有接受过心理学或咨询培训的教练在界限处力不能及地工作，从业者们表达了他们的顾虑（Jinks, 2010）。而且，这给脆弱客户造成伤害的潜在可能也被纳入考虑中（Jopling, 2007）。咨询师、治疗师－教练、私人心理顾问和教练都认为清晰明确的协议是必需的。然而，一些治疗师－教练怀疑他们在职业道德上的正直性，并且在实践中遇到心理学困难时感到无力应对。因为他们认为，如果整合了取向，他们可能会违反所属

211

职业团体的伦理原则。

　　总的来说，可以感到，从业者希望运用他们的技术和能力，通过真实可靠的方式，来帮助客户。为了能够充满信心地实践，很多人都会感激职业团体在合理执业以及合乎伦理地整合这两种取向的尺度上给予一些支持和引导。

私人心理顾问：咨询与教练技术的整合

第三部分
评论和展望

第十七章

对私人心理顾问的一些反思

高登·金克斯（Gordon Jinks）[1]

本章从一个"批判之友"的角度出发，对第一部分所述的私人心理顾问的概念和私人心理顾问模式作出回应。我们考虑了这种类型整合的情况，以及我们在多大程度上需要一个特定的模型或框架来指导其实践。另外，还讨论了私人心理顾问模式的基本原理和哲学，并对其结构进行了回顾。在此基础上，分析了该模型的优点，并对今后的发展方向提出了一些建议。我们鼓励读者自己进行批判性评价，并提出一些问题来指导这一过程。

---

[1] 高登·金克斯(Gordon Jinks)：东伦敦大学心理学院首席讲师，该校心理咨询与治疗硕士课程的学科带头人。他是一位资深咨询师和培训师，在来访者的治愈经历上有着特别的研究兴趣。

本章试图就发展现状下的私人心理顾问模型建立一套评论。尽管这是一个相对较新的模型，而且关于这个主题仅有的文献都是源自作者本人的，但在关于此主题的第一本书中，容纳不同的声音，看来还是有用的。为了这个目的，此篇文章中很多来自于我的同事们。他们在各种环境下倡导这种取向（或者它的某些部分）的运用。我的这篇概要旨在提供一些关于这个模型的长处和局限性的看法，并且从一个"批判性朋友"的角度提出一些问题。我当然觉得从"朋友"这方面来说自己是非常胜任的，那是因为其中的一位作者是我在东伦敦大学极为敬重的同事，而另一位作者则是我的伴侣。关于具有"批判性"，我也觉得自己很适合。我和这两位作者有过很多有趣的对话、讨论和一些分歧。我想他们对这个模型有了一定的了解，而且我也认为，这个模型所提及的那类实践，眼下有那么一股发展势头。但是同时，没有什么模型是完美的。我希望我提出的内容会对作者们有所帮助——我相信他们都会把这个模型当做一个能够持续发展、不断进行提炼的事物。

然而，假如本章对读者没有助益，那么把它收进此书中就徒劳无益了。从业者或者受训者需要持批判性的观点去接触所有的模型，而且它们当然不必完美或是有用。我在此打算做的是就这个模型的优势和局限（或有待发展的领域）提出我的看法，希望这样做既启发了读者，又鼓励他们自发地用批判性视角来反思这个模型。这样他们更能明智地运用它，并且将它和在服务客户时他们所了解到的其他取向有效地整合起来。

私人顾问与私人顾问模型

·相较于那种也可以描述成"私人顾问"的一对一谈话操作，推出整合取向的理由有多充分？

·是否有必要用一个正式的模型来描述这种操作？

****

在开始讨论前，我首先要区分两个概念：一个是私人（心理）顾问——一种在一对一会谈实践中的整合取向；另一种是私人（心理）顾问模型——特指本书中阐明的这种实践的框架。如果前者存在的理由不够清晰，后者就有受到非议的危险：它无非只是一个领域里的又一种模型而已，而这个领域肯定不乏模型。它可能还有些长处——实际上我对此很有信心，并且我会在接下来的篇幅中进行讨论，但是因为作者们大大强调了它的意义，所以第一个批判性问题显得很重要。

咨询和心理治疗都是相对成熟的业务，但是探讨它们在全球范围内是如何发展和实践的却是一件很有意思的事情。麦克劳德（McLeod, 2009）概括了在英国咨询和心理治疗之间的区别。他从历史根源入手，而不是从这两种业务的具体操作来进行区分，这点与此更具相关性。教练是近些年新兴的、生机勃勃的一种形式，而它另有渊源。它吸收了咨询的技巧、理论，以及一定程度的研究，但同时它也采纳了体育教练和商业世界中的观念与流程。

在20世纪后半叶，"工作场所的咨询"出现了相对短暂的兴起。它超出了咨询服务的范畴，成为员工职业健康或者员工支持计划的一部分。有一段时期，人们热衷于咨询和咨询技巧如何促进组织内部幸福感和生产力更为全面的发展、如何促进企业文化的演变，以及如何将企业成功与幸福、充实、高效的员工们的目标合二为一。咨询技巧升级为经理人的核心技能之一。人们寄希望于通过在企业文化中植入共情、接纳和开放，使情况得以全面改善（Carroll & Walton, 1997）。其间，或许因为没有咨询令人产生的那种潜在的负面联想，教练似乎垄断了这个工作领域。它更明确地聚焦于目标和绩效，不牵涉治疗性的工作或者对于精神健康问题的潜在歧视，并且对于很多CEO和经理人，它不那么"虚"。但是，正如本书的作者们在本书和之前的作品中（Jinks & Popovic, 2011）都指出，当仔细审视执业中的实际情况时，情形远不是那么一清二楚。他们援引了一些发现，显示区分教练和咨询师是问题重重的——很多教练确实和他们的客户进行了"治疗性的"工作，两者间的界限也含糊不清或者不为人知，还有大量的从业者积极从事两者兼有的工作。

他们也强调了原则，即"咨询"活动和"教练"的关联性实际上是不可避免的，既是因为如果仅仅关注目标和绩效而不涉及潜在的问题，结果可能徒劳无功；又因为如果仅仅处理潜在问题而不用积极的方式去促发客户在领悟、思考或者感受等方面"内在的"转变，从而在最广泛的层面上去影响客户的生活，那么那些工作也很可能劳而无功。

这让我想到了自己既身为一个从业者，也是一个教育者的亲身经历。作为咨询师，我有一部分相对来讲数量不多但却十分稳定的客户。他们前来，并没有明确的"问题"甚或是"烦恼"，而是出于更普遍的理由：他们可能没有充分利用自身和自己生命的价值。这些客户通常会说他们希望从发展更好的自我认知中受益；探索他们的潜力和机会；紧紧把握那些对他们重要的事情，比如希望、梦想、追求……由此他们可以更好地达成他们心里的目标。换句话说，他们前来咨询是为了个人发展。如今，在这些人当中，有的可能找到了"生涯教练"（life coach）而不是咨询师，但我非常赞同一些作者的说法，即如果实践过程中没有明确包含以更"深层"的模式进行工作的可能性，那么一些重要的内容就可能会被错过。作为一位男性咨询和心理疗法的讲师，我知道在过去大约五年的时间里，来找我们的学员中，有教练背景的学员数量明显增加。他们希望开发工作中与治疗相关的部分，并提供一系列服务，包括教练、咨询或者是二者混合或整合的形式。此外，在我们的学生中，越来越多的原本致力于治疗领域的人，转而对发展明确的教练技术或是二者的整合产生了兴趣。二者重合的领域以及它们的区分和界限也成为一些有趣的研究专题的焦点所在。

本书作者们采用的方法——较少关注教练和治疗的异同，而将教练和一系列治疗方法都视为一对一对话范畴内的形式——看起来既浅显又睿智。费尔特姆（Feltham, 2011）支持这样的观点：在一对一对话这个范畴内，焦点解决疗法相比于更加倾向于内省的治疗技术（以精神动力疗法为例），反而更接近教练。这表明在一对一对话范畴内划定界限的做法，多半是基于某种实践的历史发展，而不是基于从业者和客户之间真正发生了什么。然而这却不是对我们、我们的客户或者我们这个领域的发展最有益的方法。

这就引出了在这个部分我想提出的最后一个问题，即关于私人心理顾问定义的外延。从我们现在的所处位置，可以看到两种截然不同的可能的未来。不那么激进的人看到私人心理顾问（或者整合教练治疗业务）发展成为一对一对话实践在"市面上"的第三种选择，另外两种选择是教练和治疗。客户（不论

217

个人还是组织）会对它们的异同自有见解，并且会根据一系列背景因素，做出明智的选择。这看起来是作者们明确支持的未来（Jinks & Popovic, 2011）。未来的情况也可能更加极端——费尔特姆（Feltham, 2011）提到了移相，这在实践的发展过程中时有发生——而我想这也许就有望是未来的一种情况。在这个背景下，整合取向会变成常态。我猜想作者们在这种可能性上或许刻意保持相对低调，以免惊吓到人们或者有说大话之嫌。让我感到欣慰的情况是，关注于"外部"改变、帮助客户澄清事实并进而实现抱负和目标的积极工作方式被逐渐整合到我们对治疗实践的观念中，而教练也逐渐适应并准备好去处理那些阻碍客户改善表现和获得成就的深层的问题、创伤和阻碍。尽管发展更加通用的方法以整合实践，并不一定是达成这些目标的最佳途径，但对于在单一关系里满足更加广泛需求的这一点，确实是很多人的呼声。换言之，我虽不知道是否有朝一日，我们都变成"私人顾问"，但是私人心理顾问框架的优势之一，在我看来就是清楚地确认了：不同从业者的实践方法将不同，这取决于他们的经验、培训、技巧、偏好和可能最重要的客户，这使我们能把自己定位成在一个频谱里跨"频段"的工作，但同时又认识到这的确同属一个频谱。

另一方面，从消费者或者潜在客户的角度来看，这可能令人迷惑，需要更加明确，除非我们真的在发展一个"以不变应万变"的职业。对从业者进行简要的分类可能比一个大范畴更有帮助，这样客户就可以明白"这里的这些人叫做x，他们有诸如此类的共同点。他们和另外那些叫做y和z的人，有以下这些区别……"。

那么我们或许能同意此处建议的整合需要，因为至少一定程度上这种整合已经发生了，也因为如果在实践中恰当地注意了界限、伦理、客户安全和幸福、督导、培训和实力等，它就具备了成为一件好事的潜质——丰富了跨领域的实践，使得客户从多方位服务中受益。他们对治疗和教练工作的需要可以从单一关系中得到满足，而不用人为分隔。

下一个问题是：以这种方式工作，我们是否需要一个（或多个）新模型？作者们认为目前存在两种选择。第一种是转向能够跨领域应用的（或者简言之适合教练和治疗）现有模型，给出的例子是焦点解决疗法／教练和人本治疗疗

 私人心理顾问：咨询与教练技术的整合

法/教练。在这两种情况中，从业者的论据实质上是说现有的"治疗"模型可以"整体"迁移到教练取向中。二者的区别是背景不同，但是基础原则和技术差异不大。不过接受了这点，人们还是会面对整合取向的核心争论——鉴于人类的复杂性和多样性，没有一种方法可以给出所有答案，也没有一种方法使所有客户都受益——这一点在之前的内容都做了令人信服的说明。

第二种选择是为整合寻找现有的"开放"模型，而伊根的高明心理助人者模型（Egan, 2013）被认为是最具有代表性的模型。高明心理助人者模型是成熟和成功的。这本书的第十版近期已经出版，而且自1970年以来，这个模型经历了一个渐进的改良过程。它在广泛的"助人"领域中影响深远。我最初接触到这个模型，是作为护士受训时，之后它被应用于教育、社会工作、健康、组织发展、青年工作、导师和教练以及咨询和心理治疗中。在我现在所在的机构里，它为咨询和心理治疗研究生文凭教程打造了核心理念框架，此外它还是教育心理学项目的核心要素以及其他项目的主要组成部分。

本书的作者们表明私人心理教练模型试图在发展整合框架方面，另辟蹊径。而我认为对此给予更仔细的审视或许有启发意义。我的观点是高明心理助人者模型是从伊根的假设出发的：发展普遍的、能够跨环境应用的"助人"模型是可能的，也是可取的。他提出这个模型可以在正式和非正式的"助人"环境下起效——从酒吧招待和理发师到咨询师和心理治疗师——而且他强调助人流程的共性（包括关系、核心技术和流程）。他并不去过多关注挑战这个假设或是探讨在不同助人环境和方法间的差异，这个模型的成功和影响力证明了这一点并不是这一方法的重大瑕疵和局限。

另外，私人心理顾问较少关注普适性最大化和不同环境的共性，反而更关注所谓"一对一对话实践"（实际上是指整合式治疗–教练的连续体），还特别关注了当工作处在不同的方式和阶段时，关系和流程方方面面的差别与变化。所以（而且我得承认，为了强调这一点，我在此处过分简化了），私人心理顾问方式提供了一个框架，显示了在从业者、客户和关系的层面，"治疗"与"教练"的工作如何不同，而不是它们有什么相同之处。它所基于的假设是这二者可以合并到一种整合方法里，而且它们确实有大量的共性。不过这些假设在前面的章节里已经论述过了，而且我深以为然。

再返回到这种工作方法是否需要一个新模型的问题上，我的观点是一个不折不扣的"是"。治疗和教练领域遭受到的，或许不是模型的短缺问题而是泛滥，所以为一个绝对的需要给出理由是不容易的。但是，一个瞄准这种整合式一对一对话实践的模型，除了提供充分体系化的框架，最重要的是实用、是有意义的。这个模型需要为实践提供辨识度高的、准确的表述；它要足够精密，可以给从业者提供有意义的洞见和指导，又要足够简单，可以被理解、记住和运用；它所基于的价值、假设和原则既要能被从业者广泛认同，又没有流于陈词滥调和老生常谈。

私人心理顾问的哲学和假设基础

上述模型的假设和哲学基础是怎么样呢？它们有多有效和实用呢？它们对于理解和指导实践工作有什么作用呢？

几年前，我浏览过一个网络上的讨论，其中数次提到了私人心理顾问模式。一位讨论的参与者，以前并没有接触过这个模型，花了些工夫去阅读原作（Popovic & Boniwell, 2007），然后返回争论中，做出了相当尖刻的评论。其实是他表达了失望：那"没什么新意"，无非是又一个竖立假想敌"稻草人"，再把它推翻的例子，把熟悉的概念重复一遍。当然，每个人都可以有自己的想法，而且我总是鼓励批判性的评价，但是我在此处提到这点是因为我想花一些时间探讨什么是模型，或者我们想从模型中获得什么（显然上文提到的这位想要新奇和原创，所以他感到失望）。

不论是火车模型还是像私人心理顾问实践这种概念化模型，模型都是一种表达。它们试图表达某个真实的事物，但同时它们并非事物本身，但都希望它们代表了事物足够多的方面，使其看来讨喜或实用。一个火车模型，虽不是火车，但是却代表了火车的某些方面：有时仅仅是外观，但是尺寸减小了；有时火车模型的特点是运动，包括声音和喷气。同样地，移情是人类关系中存在的一种过程的模型。它并不是现象本身，但是却代表了一种现象。现象本身不可避免地比模型更复杂。但是，有时，移情是了解一个过程或者互动的有益模型，而且它的价值主要受效用和频度这些问题的影响。最终这决定了怎样去评价模型，而不是其"新意"。事实上，我认为私人心理顾问模型有些新意，但是更重要的是，我认为它把一些想法在一个新结构中结合在一起，并尝试以与我所熟悉的模型截然不同的方式，去代表现实的多个方面。我主要是对它在这点上的表现以及它能够多有用感兴趣，而不是它可以多新鲜多刺激。

关于私人心理顾问的基本原则和假设，有很多值得称道之处，我认为在之前的章节里已经清晰系统地表述过了。作者从包容和务实的出发点开始，尝试创造一个框架，能够包含"一切有用的和合理的"。其理论方法显然是经过深思熟虑的，既认识到它的价值（对比一些折中的方法），又不会过誉。这个模型起到了一个开放的模型应有的作用，因为它既为理论提供了构架和容器，但是又让自身相对不那么抢眼。众所公认的是，我们既没有一个包罗万象的理论，也不打算如此。相反，作者提出，很多不同的理论有其价值，但是那价值是由其对特定和独特的客户关系的适应能力来决定的。任何被采用的理论、方法或技术在这种关系里都应有明显的相关性和适用性。在我看来，模型的很多方面都体现了真诚的承诺，是最深刻的"以客户为中心"的认识，也是合作的方式：不仅处理客户的问题，也让客户参与其中——按博尔丁（Bordin, 1979）的说法，就是让客户参与确定工作联盟的目标和任务。在第四章写道："我们发现在达成理解方面，身为一个人以及和他人互动的体验（这是我们所有人类天生就有的），是比理论更加丰富的资源。"这听起来像是对叙事心理学家口中的"叙事认知"的描述，与之相对的是和理论相关的"范式认知"。我在想，是否有可能采用更多的叙事角度来对这种认知在模型里的定位给以更清晰的描述。

这个模型考虑到了这一点，也结合了很多从现有的研究中收集到的和在治疗中有效的东西（Duncan et al., 2009）——它假设这些可以跨领域应用，包括教练领域。它将关系视为核心，并且适当关注客户对于关系的看法，期望最大可能地让他们感受到被倾听、理解和接纳。它还认识到了由客户带入关系和流程中的那部分的重要作用。如果读了邓肯（Duncan）等人研究发现的精髓，从业者可能会感到无能为力。证据有力显示，从提高积极结果的可能性来看，客户所带来的部分起着重要作用。相对而言，从业者似乎没有多少空间来影响结果，并且当考虑到从业者的角色时，会不由得返回到那句耳熟能详的老话，即"一切都是关系"。在我看来这是过分简化了，幸运的是私人心理顾问模型在这点上并没有苟同。事实上，尽管对这个问题没有直接涉及，但通过去做那些与积极结果相关的事情，私人心理顾问模型提供了帮助客户尽其所能的机会。举例如下：

· 它承认客户已有的能力、资源和洞见的重要性；

· 它提供机会去确认并处理重要事项和问题，但是又把这个焦点放在客户人生的"大背景"下加以审视；

· 它运用并尝试发展客户已有的架构来了解他们自己、他们的经历和变化的过程；

· 它在内部变化的重要性与成功地认识、拥有、建构外部变化的价值之间保持了平衡；

· 它把私人心理顾问看做个人成长过程的一部分，但是同意这种成长也可以通过很多其他因素达成。

我猜想对此（帮助客户成为他们所能做到的最有效的客户）进一步探索下去，会是一个成果显著的领域，对我们所有人来说都是如此。并且这也是我正在考虑的，与我个人的工作有关的一点。这也可以成为学者们未来进一步建构的领域，更鲜明地提出他们这样做的想法，并且围绕着模型中客户这个轴，发展他们的思维。

显然，作者们细致地考虑了各种"整合"的方式，既提供了例证以说明其他取向的技术和框架如何能够整合到私人心理顾问的结构中（第九章），又谨慎地澄清了整合的原则。在第四章中的"龙舌兰酒"比喻，在我看来与库珀和麦克劳德（Cooper & McLeod, 2010）的"多元化"治疗有着相同的原则。

模型中以及在作者们的写作方式中体现出的复杂性得到了认可，一定程度上我想甚至是颂扬。总的来讲，我认为他们成功地避免了过分简单化和还原论，而且传递了一个信息：私人心理顾问是复杂的、精妙的，而且是需要你调动自己的智慧的。另外，模型本身并没有过分详尽，使它难以被视为指导性的框架。由于客户－顾问关系被认为是"非线性的系统"（第四章），它们也涉入了混沌理论的浑水中。再次强调，我期待看到这种思考能被适时地深入发展。"蝴蝶效应"（即在某处的小变化能引发对整个系统的大影响）和"奇异吸引子"（非线性系统在引力的作用下达到相对稳定的状态并在其中发生转变）之间的冲突看起来有重要的意义。私人心理顾问模型的各个阶段可以被当做稳定的岛屿，客户－咨询师系统在这些岛屿间移动着。

在本节的最后，我想提出一个关于包容性的问题。私人心理顾问模式在这方面经过了很长的历程，认可不同取向的价值，并促使从业者把他们自己的取向和模型相结合。它显然包括了咨询/心理治疗取向和教练，但是却止步于导师，没有把它纳入旗下。当然，也有争论指出区分导师和教练，与区分教练和心理治疗一样，有着类似的共性和困难。导师的发展历史比教练和心理治疗更久远，而它的排他性使我们只能在第一章做一个以弗洛伊德为起点的历史性回顾，作为一本挑战"传统"的书，这让我感到是相当"传统"的。

维度

这个模型的结构是什么样的？它想要代表什么？效果如何？

关于其结构，私人心理顾问模型主张以流程的三个基本元素（客户、顾问和关系）为出发点。从作者给出的原因来看，这看起来是个合理的出发点，当然它还是可以争论的。假如有人想从绝对最小化的单元出发，那么关系可以看做是客户和顾问之间的互动，因此不能独自成为一个核心要素。但是，作者们给出了一个理由，那就是整体大于各部分之和，所以考虑将关系当作一个独立体，而那些证实关系对于积极结果很重要的有分量的证据也支持这个观点。

这三个元素可以作为三维结构中的横轴、纵轴和深轴。每一个轴都被赋予一个与这个元素相关的"属性"：在顾问，是"同在"对"同行动"；在客户，是"现有模式"对"新兴模式"；在关系，是"深层"对"表面"。显然此处做了些取舍。但公认的是，这些选中的两极化的概念只代表了相关基本元素的某些方面。例如，很明显顾问－客户关系是一个复合物和多面体。研究表明，客户对于关系的"看法"对积极结果而言是一个重要变量，而成功和接纳与相互理解的关系密切相关。人们可能因此质疑，选择深层和表面是否足以体现关系在咨询过程中的重要性。

但是，在这个阶段，重要的是要弄清楚通过模型的这个方面，作者们想要达成什么。作者们的意图是描述出咨询工作所需的"空间"。咨询的过程继而可以用在这个空间中的"旅程"来展示。它不大可能是一路向前或者是线性的路径，而是会在各轴构成的区间里进进出出。为了有效，我认为它需要提供浅显易懂的描述，使我们更好地理解我们的位置和我们在做什么，它同样需要就怎样推进给出一些指导，或许包括怎样尽可能有效地做好我们眼下的事情，以及知道我们接下来要做什么。

花些时间思考这个模型，把它应用在我自己的业务中，并且在督导中尝试将它作为追踪事项的一种方法，我得出这样一个结论：它至少是"适用的"。深受此模型的启发，我发现可按照同在／同行动、现有／新兴、深层／表面来思考一项特定工作的定位。通常，这给了人们对正在发生的事情以有用的洞察，但可能更加重要的是，在是否保留在原位还是该朝某个方向工作，它也能给予实用的认识。

我不觉得在这个阶段适合评判作者们对轴的描述是否达到了最优可能。我知道模型是经过大量的思考后作出的选择。它们看来是有用的，因为它们反映了在真实生活环境下的那些事情。同时也是有帮助的。我会鼓励读者在他们自己的工作中反思这些问题。

像这样的一个三维模型有其优势和劣势，相比于二维模型，比如伊根的3×3的九宫格，代表了高明心理助人者模型的各个阶段和任务（Egan, 2013）。三维给更加精密复杂的表述提供了可能性——维度更多了！所以，比如关系轴就可以纳入模型的核心结构，成为在咨询"空间"穿梭的动态过程的一个组成部分。在伊根的模型中，每个格子代表了流程的步骤和任务，而在不同的任务中，关系的变化或对关系不同的侧重点就没能显示出来。关系，在这里是作为流程的基础来处理的。从另一方面来说，一个三维模型更难以在纸面上呈现出来，并且我想对于我们中的大部分人来说，在与客户工作的同时，更难以迅速概念化并记住。

当然这个模型已经不仅仅是基本的结构了。在之前的章节里，作者们就如何在实践中运用它们，分享了很多他们积累的经验和智慧，尤其是他们的想法：如何在不同区间工作，以及如何在不同区间移动时把流程作为一个整体进行最佳管理。我（毫不惊讶地）发现这些章节中有很多共识，我希望通过前面的评述能够清晰地反映其中的精髓。尽管如此，在这方面，我有了一个更进一步的问题，那就是轴在多大程度上代表了在选定的两极之间的连续体或量尺，又或者说它们在多大程度上代表了非此即彼的选择，这关系到模型的结构性问题。以深层/表面（关系）轴来看，很明显我们是在使用一个连续体，并且追踪我们在这个连续体上的位置，这是流程中一个有用的部分。关于现有/新兴模式（客户）轴，也是很明确的，因为有时我们仅仅处理事实，有时处理可能发生或者期望发生的事，有时我们也会对比这两者的某些方面。我的问题更多的是关于顾问轴。我有时感觉作者们呈现出的更像是在"同在"和"同行动"之间做一个二选一的抉择。比如，在第六章，给人的印象是"同在"的模式主要是"纯粹的倾听"。我想为了提出观点这是有用的，不过取向不同的从业者会有不同的观点，而且我不确定"与客户同在"和"与客户同行动"之间色差的价值（或许并没有价值）是否需要被更充分地探索。

阶段

模型是怎样在实践中工作的？它如何有效地帮助从业者（和客户）充分利用共同工作的机会？

从某种角度来讲，就是在达到"阶段"的过程中（第六章），私人心理顾问模型，作为一个有实际意义的模型得到了承认。随着四个有用的阶段或与客户的工作模式浮现出来，那些为掌握基础的假设和原则，为形成对三个轴勾勒出的空间的理解所付出的艰苦工作，有望得到回报。这些很清楚地说明了区别不仅是显而易见的，并且从模型的轴的角度来看，也是有意义的。我猜测大多数从业者认为它们能在咨询室里发挥作用。我认为它们非常有效地示范了稳定岛（或者动态平衡的阶段），即那些出现在私人心理顾问过程中复杂的、非线性的、潜在混乱的汪洋中的稳定岛。

真诚倾听阶段的重要性得到了特别的强调。从指导从业者在各阶段间来回行动的角度来说，人们明确地期望，在大多数情况下，真诚倾听阶段会成为"大本营"，并且不管我们在"旅程"中其他哪个阶段，我们最终还会返回到这个大本营。如果这点做得好，这会确保我们在头脑中谨记至关重要的关系，确保客户真的感受到被接纳和被理解，确保在"同行动"更多的再平衡和生成阶段，关系不会迷失在潜在的能量和激情中。

对于某些从业者来说，并且在某些情况下，频繁地返回真诚倾听阶段的必要性，如果按此处描述的那样，似乎就不那么紧要了。尤其是焦点解决取向，它强调尽可能高效地利用与客户在一起的时间。其出发点是客户想要什么，并且如果打算把焦点解决式的工作和私人心理顾问模型整合起来，生成阶段会成为更加核心的阶段，而过程的特点可能是在再平衡和生成之间的往复运动。（什么是现有模式，尤其是哪些起作用了？为了向着期望的全新的或者新兴的模式前进，我们可以怎样建构？）在这样的概念化里，真诚倾听是需要的，并且支撑着整个流程，但是一个单独的真诚倾听阶段可能很少见到。

再平衡阶段和生成阶段可以视为（或许粗略地）勾勒出模型中治疗和教练的部分，但是如同作者们在多处所指出的，这个区别不如现有和新兴模式的区别那么有意义，后者根据环境的差异，可以在治疗和教练工作中应用，或者应用在整合式治疗－教练中。在我看来，再平衡阶段和生成阶段在分析和应用的其他取向中，从概念上是有用的。比如，CBT和REBT的探索性工作（梳理并挑战经历和认知评价之间的因果关系，认知评价出现在想法与信念、情绪与行为反应上）都尾随着一个尝试阶段，去发展新思维、新行为，或者是能引发新的知觉、思维、感受和行为反应模式的那些新信念。换言之，私人心理顾问模型在此十分"相配"也能清楚地看出，其他取向所提供的概念框架多数都位于私人心理顾问的某一个阶段——我想精神动力取向与再平衡阶段的交叉最大——所以私人心理顾问模型可以有效地引导顾问与客户一起做其他事情，以使过程充实丰满。

在我看来支持阶段也很有效，它强调，当客户在新兴模式中正处于"实施"阶段时，有必要与他们"同在"，在这点上或许超过了任何其他模型。在客户正在将任何变化融入他们本人，他们的环境、行为和关系时，咨询顾问要支持他们。某种程度上，在其内涵明确性和最佳使用方法方面，我想这也许是模型中发展得最不完善的阶段，但将它明确定义为一个阶段看起来是很有用的。

确立阶段和指导阶段内、阶段间的工作对早先采用的三维表直接造成冲击，并将它变成了二维的——客户轴和顾问轴，因此关系轴在一定程度上从视线内消失了。其结果也不可避免地失去了一些东西。作者们注意到关系支撑着每个阶段，也是每个阶段的核心。在第六章每个部分的结尾，就与"深层"和"表面"相关的阶段该如何运作，都给出了有用的例子。但是我在想，对于关系轴与每个确定的阶段之间的互动，进行进一步的探索，这其中可能的微妙之处，是否能成为未来发展的一个领域呢？

从另一方面，减少到二维确实使模型在实践中更加容易管理。其实，我估计阶段的二维图才是我们真正能带到一次会谈中的，而且它在追踪我们的位置方面，也相对更加重要（尽可能地把它和客户分享，或许是有用的）。当需要更深入地查看流程时，模型可以扩展到三维，有时可能在会谈中，但是或许更常见的是在之后的反思或者督导时。

最后，我想提及的是，该模型没有从结构上结合客户-咨询师关系中协作的本质。我当然不是说这个问题没有得到解决。很明显，从头到尾，作者们都把两者的协作看得举足轻重，并且关于工作流程的决定常常被视为是客户和咨询师联手做出的，是产生于关系的共同决定。这是我最近一直在想的问题。我越来越坚信，知情后的同意、协作的计划（包括决定在会谈中"最佳配置"的方法和策略）、对流程的共同反思和对工作的评估，这些是治疗和教练的重要

227

方面；我相信很少有哪种取向直截了当地给这些以足够的重视；并且我也相信很多针对"共同因素"的研究都指向了将这一切公开的重要价值（Duncan et al., 2004）。我还不知道怎样真正把这点构建到模型中，但是我对私人心理顾问模型为这样的发展提供了多大的空间感兴趣。

结论

我非常珍视深入了解这个模型的机会，我想这是个将一对一对话实践概念化的有趣途径，而且对其价值和假设很容易达成共识。我认为它谨慎广泛地借鉴了其他观点，但是它将这些观点做了饶有趣味的新颖的结合。另外，我认为这里已经充分显示出，在这个领域做出有价值的补充是既新鲜又具挑战的。尤其是它开启了一种与时俱进的方法，思考着将治疗取向和教练进行开放性整合。

我不认为它是完美的，但是我提出的问题主要不是关于我看到的模型的缺陷，更多的是关于其有发展空间的领域，或者是我希望作者们能对一些事情多加思考的地方，因为我想知道他们能想出什么方法！在理想的情况下，我能在下一版里读到一些有意思的进展。我希望到现在，读者们对这个模型有了他们自己的评价。而且我希望，我所提出的，不论是我分享的观点，还是我为了探索所提出的问题，对读者来说都是有所裨益的。

第十八章

私人心理顾问的发展领域

在这一章中，作者对批判的观点作了简短的回应，亦考虑了私人心理顾问模式的未来发展，特别是在监管、培训及专业标准方面。

概要

　　自从形成以来，私人心理顾问模型的发展如同植物的成长一般，从一颗思想的种子到真实有效、可以付诸实施的框架。它在各种镜片下，接受了检验和剖析，以及讨论、修改和再讨论。这个过程和那些参与者（同事、学生、被督导者、客户和读者）都帮助我们培育这颗种子，塑造和发展成了在本书中呈现出的生机勃勃、健康茁壮的一株幼苗。它既反映了新机遇的刺激，又体现了冒险的意识。但是我们认识到，如果要它完全成熟，还需要持续的培育、挑战和引导。我们也理解，要成为负责任的养育者，我们需要进一步挑战和发展我们自己的思维、学习和理解力。为此，我们要不断吸收来自各种渠道的投入和反馈，因为我们相信真正的学习往往无法在孤立中进行。

对评论的回复

　　有鉴于以上，我们非常感谢前一章里透彻和富有建设性的评论，因为它又给我们了一副镜片，去审视私人心理顾问模型。它用犹如"高清"镜头的方式审视框架和本书，难能可贵的是可以缩进和放大，并且从别的角度对它们加以思考。这提供了新鲜的视角，激发我们去思索优势和局限、未来发展的领域，以及未来的应用和机遇。我们发现在本书付印之前，能够做这件事，是极为宝贵的机会。在此，我们不打算详细回应我们认为对于私人心理顾问模型和本书的中肯和公正的评价具体是什么样的，这是因为我们总体上是赞同书中提出的观点的。

维度

　　正如我们所展示的，有些模型总被批评过于机械化并且凌驾于客户的意图之上（见第九章）。我们也认为以线性形式呈现和传授的框架往往会导致"单向"类型的实践。它可能容易掌握，但却会丢失掉一些重要的东西。在我们看来，三维模型更好地体现了人际互动本质的所有复杂性。要知道，全部三个维度会带来更丰富、更充分、更真实的顾问和客户间的互动。但是我们也指出，

230

通过二维来呈现三维模型是有些困难的。关于怎样可以将其做到最好，我们有着很多想法，也做了不少讨论。本书通篇所有图形都是这些讨论的成果。我们仍然把这个工作视为"尚未完成的革命"。我们欢迎任何有关如何可以更加清晰地体现三维模型的想法。

其他的领域和取向

我们同意将导师包括在私人心理顾问模型中可能会带来的益处。我们很赞同加维等（Garvey et al., 2009）的描述，比如在导师和教练派系间存在的"种族"矛盾。或许这是因为它从我们的亲身经历中，引起了直接的共鸣，就像教练和咨询师之间类似领土争端的矛盾。加维等人确实暗示他们更倾向于那些强调在教练和导师之间"相似性"的（与强调区别相反）论点。这或许显示了延伸私人心理顾问模型的领域，把导师明确地包含进来，确有道理。导师是一个与一对一对话实践紧密联系的领域，并且在核心技巧和流程上有很多共性。

的确，在当时，我们对于这门学科的知识和经验是相当有限的，这个事实影响了我们在这方面做出的决定。我们因而感到受自己能力所限，未能针对把导师纳入模型中这一点，提出一个兼顾各方的理论根据，而且也未能提出在现实环境下，它如何实现。回顾过去，我们感到如果有能够就此进行有效探索的人士参与进来，将会是个财富。我们对自己当时没有意识到这点感到失望。虽如此说，但是因为私人心理顾问框架强调的是其修复性和积极性，而不是咨询和教练工作本身，所以本书中的很多内容也与导师工作相关。我们由衷地希望在未来可以对此做更加充分的检验，并鼓励读者（尤其是那些有着导师知识和经验的人们）思考能够被既是导师又兼咨询师或教练的人们借鉴的模型和方法。

督导

督导成为教练领域的"热门话题"已经有几年了。从很多在社交网络上有关这个话题的讨论中，可以很明显地看出个体从业者认同督导为确保最佳方法所起到的作用。职业教练团体也严肃对待教练督导这个议题。教练协会（AC）

指出，在他们第二次对教练督导的调查中（AC, 2008），规律地接受督导的会员从2005年的48%提高到2008年的71%。教练协会鼓励所有教练把接受督导当做持续的工作。他们表示督导对于申请认证是"决定性"的，并且近期将流程修改得更加严格。此外，他们还在其网站上声明他们已经联合其他一些职业教练组织，以建立有关督导的最佳实践原则。

接受常规督导对于有咨询背景的人来说已经司空见惯了。我们大多数人从培训开始就有了稳定的督导关系。不管我们隶属什么治疗团体，我们都很清楚为达到它们的要求和标准，我们需要接受的督导量。我们想，大多数人是很珍惜这个机会的，因为可以向我们的督导分享客户的顾虑以及困惑（或者任何可能影响或者降低我们服务质量的事情）。此外，在不同的时候，作为从业者我们还从督导的支持、引导、鼓励、挑战和（或）扩展中受益。这是一种分担责任的办法，因为在单独和客户工作时，责任的重担偶尔会显得格外沉重，而且这也是持续学习和职业发展的所在。

找到合适的督导

即便没有私人心理顾问的工作方式所带来的复杂性，从业者想找到最适合他们需求的督导有时也是很困难的。督导们也各有不同，他们受到各种因素的影响，比如：

· 强调客户工作；

· 更多样的方法以应对影响业务的问题；

· 教育性的内容；

· 对特定背景的专业知识；

· 督导的培训和经历。

此外，督导们在"引导性与非引导性"之间也有各自的占位。拥有一位与自己工作类型相关的、有恰当经验的，而且又能提供适当的挑战与支持的督导，对于保护客户、保持最佳表现以及促进从业者的成长和发展是至关重要的。

私人心理顾问的督导

我们给私人心理顾问的督导工作建议的标准与给咨询师的如出一辙。尤为重要的是，督导熟悉并且赞同在整合教练－治疗方式下工作的含义。这要求督导理解私人心理顾问的细微差别、在阶段间转换时可能发生的界限的调整，这样他们就能适当地支持和挑战从业者。这就出现了在私人心理顾问初生之际一个明显的挑战。我们知道从业者接受团体或者朋辈督导，是因为他们找不到人督导他们在一对一情境下私人心理顾问的工作。一方面我们赞赏团队和朋辈督导的特性，然而我们认为这种督导形式最适合作为一对一督导的补充，尤其对于缺乏经验的顾问。我们近来注意到专门提供整合式教练疗法督导的从业者数量激增，这也许反映了从业者对运用私人心理顾问框架不断增强的信心。它也反映出大量的私人心理顾问和整合式教练治疗师同时也是临床督导，并且现在开始把整合式教练治疗融入他们自己的督导内容中去。因此，我们认为私人心理顾问督导服务的供应和选择范围会不断增加。

私人心理顾问模型在督导中的应用

我们想让私人心理顾问模型得到发展的领域之一就是在督导中的应用。我们把督导作为我们服务的一部分已经有几年的时间了。我们一起工作过的人中包括教练、咨询师、学员以及不可避免的、越来越多的整合式教练－治疗师和私人心理顾问。我们既做团体的督导，也做一对一的督导，并且我们都热衷于这个工作领域，因为我们把它看做确保客户获得最佳服务的一种方式。不仅如此，看到从业者成长和发展，间接地体会到当听到客户克服困难和达成目标时的那种满足感，令人欣慰，有成就感。

在过去，我们就发现很多业已存在的督导概念和模式是有缺陷的。我们的亲身经验是，我们选择了自己认为某个特定模式的最好的方面，这样它们能匹

233

配我们的观点，并且提供一个我们可以用来工作的框架。比如，我们都同意督导应该是客户中心的、聚焦的［很清楚被督导者想从会谈中获得什么以及督导给他们的工作和（或）客户带来什么］、关系型的（督导和被督导者、被督导者和客户、客户和重要他人的关系都是要考虑的）。

　　私人心理顾问模型在督导中的应用可以分为两种方式或者说两个水平。首先，它提供一个框架来探索被督导者对客户做的工作。因此关注的重点是关系、顾问轴的同在/与客户同行动（与客户一起做一些事情）、客户轴的现有的/新兴的模式以及模型的各个阶段。但是，该模型也能应用于教练流程本身，就是把轴的标记改成督导、被督导者和关系。此模型的各阶段也提供了有效的结构，因为督导工作也可以视作在真诚倾听、再平衡、生成和支持阶段之间穿梭，就如以下摘录所示。

私人心理顾问：咨询与教练技术的整合

　　我们中间的一位和一个被督导者工作。被督导者强烈声明他需要得到实际的支持，去为他的客户规划一个培训活动（第三方组织）。但是，他表现出来的焦虑，据他说这已经妨碍到他调动自己的能力和资源，也不能推进他的规划工作了。督导从被督导者身上感到了压力，因为看来被督导者对于会谈的目标很明确，督导（她）能在多大程度上满足这些需求，令她自己也感到焦虑。尽管起初有些阻抗（也可能是激怒），被督导者同意谈谈他的焦虑，以及与焦虑有关的事情。花了些时间进行真诚倾听，使被督导者无拘无束地倾吐他的想法和感受。他描述到和他一起工作的项目经理，尽管貌似欣赏他的付出，同时也对他有所抵制、怀疑甚至是恐惧。被督导者猜想经理是否是害怕他会发现经理自认为的缺点。当想到这里他承认他自己也觉得不安全。他因为必须要提交一个"板上钉钉"的培训方案，而感受到压力（自己施加的）。他表达了对自己能力的怀疑，并且在想他会不会被当成一个"冒牌货"揭发出来。

　　花在真诚倾听阶段的时间意味着他可以流畅地谈话、提问，并且在督导最少的参与下，自己就能够回答一部分问题。进展到再平衡阶段，他准备探索他的怀疑代表了什么。他认识到他很多次都会到因为怕被揭穿是冒牌货而感到的"恐慌"。他回忆起他做实习护士的经历，和一个特别难对付的护士长一起工作。他天天害怕她会发现自己不能胜任。他们花了些时间去探讨这些想法、观念和感受，它们过去有多么真实，以及它们现在在他生活中的位置。

"怪不得当我18岁时，我那么害怕护士长——她是个烂人！"他很肯定地说，接着补充道："我知道我绝对能够策划和完成这个培训。"

他也认识到他不安全的感受是经理感受的投射。经理的任务是接受培训。他在想着二者是否有什么联系。用这种方法思考帮助了被督导者去考虑可能是什么使经理恐惧以及他可以怎样最好地应对。

在真诚倾听和再平衡阶段处理这些问题表示被督导者能够轻松地进入生成阶段，在培训的具体层面进行规划。他感到自信，知道自己过去完成过更艰难的任务，知道他自己是一个高明的、经验丰富的培训师，坚信自己具有把工作做好的能力。

把相同的模型同时应用在顾问/客户和督导/被督导关系上，有助于找出这两个并列流程中的多种不同类型。在上面的案例中，认识到客户和被督导者有同样的感受，以及他们应对这种感受的方式都相同，是很有价值的。另外，督导在面对被督导者的焦虑和对会谈的期望时，也有同样的感受。客户、被督导者和督导的感受很难完全隔绝。尽管被督导者在开始很坚持把会谈的时间用在设计培训计划上，但是这在引出对他和客户之间、他和督导之间这两个并列过程的深刻认识方面，并无帮助。他也不会有机会对过去，当他像他自己描述的那样，感到无能为力时，作出重新理解。处理这些潜在的问题（深层的）给了他勇气和自由，去规划培训（表面的）的具体方面，而不必过分焦虑。

正是当我们讨论应该在最后一章里阐述什么内容的时候，我们才意识到彼此都在不约而同地把私人心理顾问模式用在被督导者上。我们和其他不少顾问有过数次简短的对话，揭示模型的这个作用。所以，想要探索它在督导方面的应用，并且我们是否以及如何适应它，还有很多工作要做。所以，如果私人心理顾问模型更进一步发展成督导的框架，毫无疑问，会需要大量不拘一格的对话和讨论，并且我们欢迎对此有兴趣的各方给以意见和建议。

私人心理顾问的培训和教育以及教练-治疗整合

正如我们在其他地方提出的（Russell & Jinks, 2011），在培训和教育之间需要做一个重要的区分。如果只强调知其然，而不必知其所以然，培训有时是机械化的和重复的。另外，教育重在发展能力和探询的精神以及智慧。我们认为，为了发展全方位的、有能力的、有理解力和守伦理的私人顾问，培训和教育都需要。

针对教练兼咨询师的培训

现实是，尽管出现了一些研究生水平课程，但对有兴趣学习私人心理顾问或者整合式教练-治疗培训和教育的人来说，可供选择的课程寥寥无几。在私人领域，课程从一天的入门工作坊到证书课程都有。我们期待这个领域的发展。现在典型的情况是教练和治疗师分别在各自的领域接受了培训、教育并有丰富的经历，然后寻找能帮助他们有效整合这两者的东西。从业者想知道，若要稳定地、合乎职业伦理地成为私人心理顾问，他们需要多少培训和教育。这是个难回答的问题，可能需要进一步的探索。我们关心的是，短期课程可能可以提供充分的培训，但是有时会缺乏足够的教育元素。一天的工作坊可以让你"尝尝"后面可能会有的内容，但是却不可能达到我们所认为的必需的甚至是理想的广度、深度和批判性思维。

最理想的情况是，这种教育应该包括理论整合，私人心理顾问（和/或其他模型）的培训，其他概念和方法的整合，对界线、伦理、督导、模型、大小团体讨论的管理，技术练习和完善的评估。应当建立一个合适的招募流程。这个流程涉及已有的技术和经验、自我认知和个人成长、伦理和职业问题的管理能力、心理韧性，最好还有客户基础。我们希望看到长达数月的课程，因为这样学生就有机会运用新的方法工作，同时仍然得到教育/培训机构的支持。

针对只有一种行业培训和经历的从业者的培训

有意思的是，我们也和只具备一种行业培训和经历的从业者们进行了交流。他们主要是咨询师，认识到更加主动和现实地与现有客户工作的好处，或者想发展他们的业务，把教练和能够整合两者的方法吸收进来。此外，我们和来自各种背景的教练（比如商业、教育、积极心理学等）做了很多交流。他们向我们询问成为私人心理教练的路径是什么。这些问题可能需要更进一步的讨论和探索。一种观点是，从业者要在他们不足的行业方面获得充分的培训，但是这就招致了一个问题：多少是充分的？普赖斯（Price, 2009）提出了一个令人信服的论点，即从业者的工作应当和他们的实力相符合。如果我们同意他的推理，也就没有必要回答这个问题了。但是，正如第十一章所强调的，一些消费者和从业者希望确切知道他们买的和从事的是什么。为了能做到这一点，他们期望能分门别类，而且常常要求弄清楚，为了属于一个特定的类别，都有什么要求和标准。对这些问题，我们没有确切的答案。我们推动安全和符合伦理的工作，并且赞赏包容性。不过我们也理解对清晰度的一定程度的需要。这些问题制造的矛盾一段时间以来成为了很多讨论的根本，因为整合教练治疗实践也在持续演进。

针对零基础的私人心理顾问的培训

我们看到越来越多的学员想进入咨询或教练领域，但是他们只有其中一个领域的培训和经验。从大量的研究看来，至少现在潜在的学员在选课方面，相比过去要明智得多。这或许是迎合了经济气候，因为潜在的学生们会仔细考虑他们选择的职业道路能否从经济上支持他们并且实现他们的抱负。也可能是因为科技时代信息太容易获得，他们能够极其方便地去研究一个职业可能的培训/教育路径以及可能的就业机会。无论如何，人们的态度确实改变了。我们和经验丰富的从业者有过很多对话。他们把当初自己选择某个取向形容成是"陷进去了""我们当地的学校或者大学就只能选这个"，或者"我对咨询/教练取向都包括哪些没概念"。潜在的学生对他们的职业道路，采用更加坚定而且专注的方式，这只可能是件好事。由于私人心理顾问的进化发展和教练−治疗的整合，意味着潜在的学生和培训学员变得越来越了解这种工作方式，并且更多的人在开始的时候就询问他们怎样着手实现。

如果这种需求足够高，那么培训机构就会考虑开发更加直接的通道使其成为私人心理顾问或者整合式教练－治疗师。它可以是模块化的形式，有些模块重点在治疗、修复工作，另一些模块重点在积极、实际的工作方法，然后有一个涉及整合的元素。如果课程的内容满足负责课程认证和批准的专业团体制定的指导要求，学员们就能够获得咨询、教练和私人心理顾问的资格。

专业团体和伦理

目前在英国，很多教练兼治疗师属于某个职业教练或者某个职业治疗师团体。BACP在2009年推出了他们的教练分会，首次尝试给治疗师兼教练提供一站式满足所有其专业需要的选择。这是开创性的和勇敢的举措。尽管认同整合式教练－治疗的概念和实践（这个领域发表的文章就是证明），但在写文章时他们没有正式声明自己的态度。另外，他们的伦理框架也没有充分地替那些跨界工作的从业者考虑可能出现的问题（以及怎样处理）。

在2011年3月，整合教练－心理治疗职业者协会（AICTP）成立了，重点在于整合教练－治疗实践。作者们在AICTP的创立和后续发展中都起到了重要作用。协会起初作为专业兴趣小组，向那些运用整合方法或者有兴趣这样做的人们提供指导和支持。在写作本书时，AICTP还不算是一个标准配置的团体。但是，它兴致盎然，并且也推出了协会会员身份，作为会员制的第一阶段。或许不可避免的是，协会将发展出会员制的其他层级和标准。无疑，这需要适合这类实践发展的伦理框架。

从业者需要适当的伦理框架（基于明确的价值观、原则和目标），从而在实践中感到安全、被支持和被引导。目前整合式教练－治疗从业者也面临着两个行业伦理框架和守则整合的前景。我们也听说了很多来自从业者的讲述，他们形容这种在两个行业工作的方式就像在"雷达范围外"。其结果是他们因为这种行为的牵涉，感到一定程度的焦虑。这对于任何人都没有帮助，尤其是所有的客户。如果顾问感觉不到安全，那么客户怎能觉得安全呢？所以整合伦理越早建立越好，而且是众望所归。另外，所有这些事情都需要时间，而整合式

私人心理顾问：咨询与教练技术的整合

教练－治疗的伦理框架需要深思熟虑，不能操之过急。它可能需要各个感兴趣的团体的投入。在写作本书期间，这个矛盾仍然悬而未决，不过有兴趣的读者可能愿意在AICTP网站上查看最新信息。

结论

本书首次尝试了全面描述私人心理顾问的框架、整合式教练－治疗从业者面临的问题，以及如何处理这些问题的指导。在撰写本书时我们对它的看法是，主要的发展领域围绕着督导、培训和教育，以及建立一个伦理框架。我们对于导师是否能以及如何能归入私人心理顾问的框架也非常有兴趣。

我们认识到这一切还在进展中。我们会继续发展和调整模型，并且希望在这个过程中，其他人能够加入进来。我们真诚地希望读者会审阅他们读到的内容，评估并形成他们自己的意见。我们的主旨之一就是通过我们所说的去吸引从业者，引起他们的兴趣，并鼓励他们响应。我们感到骄傲，因为自己种下的这株幼苗正在逐渐成熟，但是我们知道为了完全发挥它的潜力，还需要很多人的帮助。

参考文献

AC (2008) 'Increasing number of coaches are using supervision as part of their practice'. Association for Coaching, 2nd survey into coaching supervision. Available at http://www.associationforcoaching.com/pages/resources/press-releases/increasing-number-coaches-are-using-coach-supervision-part-their/ (accessed 15 March 2013).

Alexander, G. (2010) 'Behavioural coaching: the GROW model'. In Passmore, J. (ed.) *Excellence in coaching: the industry guide*. London: Kogan, pp. 83–93.

Allen, Woody (1977) *Annie Hall*. MGM. Producer: Charles H. Joffe.

Aspey, L. (2010) 'The art of coaching: seeing the potential'. *Therapy Today* 21(2) (March), 27.

——(2012) 'Why we need to stop asking so many questions – and what to do instead'. *AICTP Journal* (Summer).

——(2013) 'The spectrum of independence'. Available at http://www.coachingforleaders.co.uk/2013/02/the-spectrum-of-independence-in-coaching/ (accessed 15 March 2013).

Atkinson, R. L., Atkinson, R. C., Smith, E. E., Bem, D. J. and Hilgard, E. R. (1990) *Introduction to psychology* (10th edn). San Diego, CA: Harcourt Brace Jovanovich.

Australian Census (2011) 'Census 2011'. Available at http://blog.id.com.au/2012/australian-census-2011/2011-census-australias-changing-multicultural-mix/ (accessed 23 May 2013).

Bachkirova, T. (2007) 'Role of coaching psychology in defining boundaries between counselling and coaching'. In S. Palmer and A. Whybrow (eds) *Handbook of coaching psychology: a guide for practitioners*. Hove: Routledge, pp. 351–66.

Bachkirova, T. and Cox, E. (2005) 'A bridge over troubled water, bringing together coaching and counselling'. *Counselling at Work* 2(9) Spring.

BACP (2008) 'What is counselling?'. Information sheet C2, British Association for Counselling and Psychotherapy, BACP House, Lutterworth.

——(2010) 'Attitudes to counselling and psychotherapy: key findings'. British Association for Counselling and Psychotherapy. Available at http://www.itsgoodtotalk.org.uk/assets/docs/Attitudes-to-Counselling-Psychotherapy-Key-Findings-BACP-June-2010_1331121114.pdf (accessed 22 May 2013).

——(2013a) 'Ethical framework for good practice in counselling and psychotherapy'. British Association for Counselling and Psychotherapy. Available at http://www.bacp.co.uk/ethical_framework/ (accessed 22 May 2013).

——(2013b) 'Policy and position statements'. British Association for Counselling and Psychotherapy, BACP House, Lutterworth.

Baker, S. (2013) 'Study to examine experienced practitioners' perceptions of the boundaries between Counselling and Coaching'. Unpublished research, University of Bedfordshire, Bedford.

Bambling, M. and King, R. (2000) 'The effect of clinical supervision on the development of counsellor competency'. *Psychotherapy in Australia* 6(4), 58–63.

Batmanghelidjh, C. (2009) 'How teenagers become violent'. *BACP Children and Young People Journal*, December 2009, 13–15.

Bayne, R., Jinks, G., Collard, P. and Horton, I. (2008) *The counsellor's handbook: a practical A–Z guide to integrative counselling and psychotherapy* (3rd edn). Cheltenham: Nelson Thornes.

Biswas-Diener, R. and Dean, B. (2007) *Positive psychology coaching: putting the science of happiness to work for your clients*. Hoboken, NJ: John Wiley & Sons.

Bluckert, P. (2005) 'The similarities and differences between coaching and therapy'. *Industrial and Commercial Training*, 37(2), 91–6.

——(2006) *Psychological dimensions of executive coaching*. Maidenhead: Open University Press and McGraw-Hill.

Bollas, C. (1987) *The shadow of the object: psychoanalysis of the unthought known*. New York: Columbia University Press.

Bordin, E. S. (1979) 'The generalizability of the psychoanalytic concept of the working alliance'. *Psychotherapy: Theory, Research & Practice*. 16(3), 252–60.

Bresser Consulting (2009) 'Global Coaching Survey 2008/2009: the state of coaching across the world'. Available at http://www.frank-bresser-consulting.com/globalcoachingsurvey.html (accessed 12 June 2013).

Bretherton, R. and Ørner, R: (2004) 'Positive psychology and psychotherapy: an existential approach'. In P.A Linley and S. Joseph (eds) *Positive psychology in practice* (pp.165–78). New Jersey: John Wiley & Sons.

Brown, P. (2013) 'The limbic leader'. *Coaching at Work Magazine* 8(2).

Brunning, H. (2006) *Executive coaching-systems-psychodynamic perspective* (2nd edn) London: Karnac Books.

Buber, M. (1937) *I and thou*. London: Continuum.

Buckley, A. (2007) 'The mental health boundary in relationship to coaching and other activities'. *International Journal of Evidence-based Coaching and Mentoring*, Special issue (summer) 17–23.

Bugenthal, J. (1978) *Psychotherapy and process: the fundamentals of an existential-humanist approach*. New York: McGraw Hill.

Burnett, R. (2009) 'Mindfulness in schools'. The Mindfulness in Schools project. Available at http://mindfulnessinschools.org/ (accessed 13 June 2013).

Camus, A. (1968) *Lyrical and critical essays*, trans. E. C. Kennedy. New York: Knopf.

Carroll, M. (2003) 'The new kid on the block'. *Counselling Psychology Journal* 14(10), 28–31.

Carroll, M. and Walton, M. (1997) *Handbook of counselling in organisations*. London, Sage.

Clance, P. R. and Imes, S. A. (1978) 'The impostor phenomenon among high achieving women: dynamics and therapeutic intervention'. *Psychotherapy Theory, Research and Practice* 15(3) 241–7.

Clutterbuck, D. (2010) 'Coaching reflection: the liberated coach'. *Coaching: An International Journal of Theory, Research and Practice* 3(1), 73–81.

参考文献

241

——(2012) 'The liberated coach'. Available at http://www.davidclutterbuckpartnership. com (accessed 6 March 2013).

Coleman, J. and Hagell, A. (2007) *Adolescence, risk and resilience: against the odds*. Chichester: Wiley.

Cooper, M. (2003) *Existential therapies*. London: Sage.

Cooper, M. and McLeod, J. (2010) *Pluralistic counselling and psychotherapy*. London, Sage.

Corey, G. (1996) *Theory and practice of counselling and psychotherapy*. Albany, NY: Brooks/Cole.

Coutu, D. and Kauffman, K. (2009) 'What can coaches do for you?'. *Harvard Business Review, Research Report*. January.

Cox, E. (2011) 'Coaching philosophy, eclecticism and positivism, a commentary'. Annual Review of High Performance Coaching, special supplement of *The International Journal of Sports Science and Coaching* (January), 59–63.

——de Haan, E. (2008) *Relational coaching: journeys towards mastering one-to-one learning*. Chichester: John Wiley & Sons.

——(2008) 'I struggle and emerge: critical moments of experienced coaches'. American Psychological Association. *Consulting Psychology Journal: Practice and Research* 60(1), 106–31.

de Haan, E. and Blass, E. (2007) 'Using critical moments to learn about coaching'. *Training Journal* (April), 54–8.

de Shazer, S. and Berg, I. K. (1988) *Clues: investigating solutions in brief therapy*. London: W. W. Norton & Co.

Dexter, G. and Russel, J. (2008) *Challenging blank minds and sticky moments in counselling*. Preston: Winckley Press.

Dexter, J., Dexter, G. and Irving, J. (2011) *An introduction to coaching*. London: Sage.

Dryden, W. (2006) *Counselling in a nutshell*. London: Sage.

——(2007) *Dryden's handbook of individual therapy*. London: Sage.

DSM-IV-TR (2000) *Diagnostic and statistical manual of mental disorders* (4th edn). Arlington, VA: American Psychiatric Press.

Duncan, B., Miller, S. and Sparks, J. (2004) *The heroic client: a revolutionary way to improve effectiveness through client directed, outcome informed therapy* (2nd edn). New York: John Wiley & Sons.

Duncan, B., Miller, S., Wampold, B. and Hubble, M. (2009) *The heart and soul of change: delivering what works in therapy*. Washington, DC: American Psychological Association.

Duncan, B. L., Miller, S. D., Wampold, B. E. and Hubble, M. A. (2010) *The heart and soul of change: delivering what works* (2nd edn). Washington, DC: American Psychological Association.

Edgerton, N. and Palmer, S. (2005) 'SPACE: a psychological model for use within cognitive behavioural coaching, therapy and stress management'. *The Coaching Psychologist* 1(2), 25–31.

Egan, G. (1994) *The skilled helper: a problem management and opportunity-development approach to helping* (5th edn). Belmont, CA: Brookes/Cole.

——(2010) *The skilled helper: a problem management and opportunity-development approach to helping* (9th edn). Belmont, CA: Brooks/Cole.

——(2013) *The skilled helper: a problem management and opportunity-development approach to helping* (10th edn). International Edition, Belmont, CA: Brooks/Cole.

私人心理顾问：咨询与教练技术的整合

Erikson, E. (1950) *Childhood and society*. London: Norton.

——(1968) *Identity, youth and crisis*. New York: W. W. Norton.

Fairley, S. and Stout, C. (2003) *Getting started in personal and executive coaching*. New York: John Wiley & Sons.

Feltham, C. (1997) *What is counselling?* London: Sage.

——(2011) 'In conversation'. *TherapyToday.net* (online edition), 22(10). Available at http://www.therapytoday.net/article/show/2833/.

——(2011) 'What are counselling and psychotherapy?'. In C. Feltham and J. Horton (eds) *The Sage handbook of counselling and psychotherapy*. London: Sage.

Frankl, V. (1967) *Psychotherapy and existentialism*. New York: Washington Square Press.

——(1984) *Man's search for meaning*. New York: Washington Square Press.

Garcia, I., Vasiliou, C. and Penketh, K. (2007) 'Listen up: person-centred approaches to young people's mental health'. Mental Health Foundation. Available at http://www.righthere.org.uk/home/assets/pdf/Listen_Up.pdf (accessed 13 June 2013).

Garvey, B. (2004) 'The mentoring/counselling/coaching debate: call a rose by any other name and perhaps it's a bramble?' *Development and Learning in Organisations* 18(2), 6–8.

Garvey, B., Stokes, P. and Megginson, D. (2009) *Coaching and mentoring: theory and practice*. London: Sage.

Geldard, G. and Geldard, K. (2010) *Counselling adolescents: the proactive approach for young people* (3rd edn). London: Sage.

Gendlin, E. (1981) *Focusing*. New York: Bantam Books.

Grant, A. (2001) 'Towards a psychology of coaching'. Available at http://psychd.edu.au/psychcoach/Coaching_review_AMG2001.pdf (accessed 26 July 2010).

——(2003) 'The impact of life coaching on goal attainment, metacognition and mental health'. *Social Behavior and Personality*, 31(3) 253–64.

——(2006) 'A personal perspective on professional coaching and the development of coaching psychology'. *International Coaching Psychology Review* 1(1) (April).

——(2009) 'Coach or couch?' In D. Coutu and K. Kauffman (eds) *The realities of executive coaching* (HBR Research Report).

——(2011a) 'Coaching philosophy, eclecticism and positivism: a commentary'. Annual review of high performance coaching, special supplement of *The International Journal of Sports Science and Coaching* (January), 33–8.

——(2011b) 'Developing an agenda for teaching coaching psychology'. *International Coaching Psychology Review* 6(1) (March).

Grove, D. (1991) *Resolving traumatic memories*. New York: Irvington Publishers.

Hanaway, M. (2012) 'Conflict coaching using an existential approach'. In E. van Deurzen and M. Hanaway (eds) *Existential perspectives on coaching*. Basingstoke: Palgrave Macmillan.

Hart, V. (2001) 'Coaching versus therapy: a perspective'. *Consulting Psychology Journal: Practice and Research* 53(4) (Fall) 229.

Hayes, S. C., Villate, M., Levin, M. and Hildebrandt, M. (2011) 'Open, aware and active: contextual approaches as an emerging trend in the behavioural and cognitive therapies'. *Annual Review of Clinical Psychology* 7, 141–68.

Heidegger, M. (1962) *Being and time*, trans. J. Macquarie and E. Robinson. New York: Basic Books.

Hoffmann, S. G. (2011) *An introduction to modern cbt: psychological solutions to mental health problems*. Oxford: Wiley-Blackwell.

Horne, A. (2001) 'Sexuality in childhood and adolescence'. In C. Harding (ed.) *Sexuality: Psychoanalytic Perspectives*. Hove: Brunner-Routledge.

Horton, I. (2012) 'Integration'. In C. Feltham and I. Horton (eds) *The Sage handbook of counselling and psychotherapy*. London: Sage.

Hubble, M. A. and Miller, S. D. (2004) 'The client: psychotherapy's missing link for promoting a positive psychology'. In P. A. Linley and S. Joseph *Positive psychology in practice*. Hoboken, NJ: Wiley.

Hubble, M. A., Duncan, B. L. and Miller, S. D. (1999) 'Directing attention to what works'. In M. A. Hubble, B. D. Duncan and S. D. Miller (eds) *The heart and soul of change*. Washington, DC: American Psychological Association, pp. 407–47.

Husserl, E. (1977 [1925]) *Phenomenological psychology*. The Hague: Martinus Nijhoff.

——(1986) *Phänomenologie der Lebenswelt*. Stuttgart: Reclam.

Ihde, D. (1986) *Experimental phenomenology: an introduction*. Albany, NY: State University of New York Press.

ICF (2007) 'ICF global coaching study'. International Coach federation. Available at http://www.coachfederation.org/articles/index.cfm?action=view&articleID=50&menuID=24 (accessed 15 February 2013).

Jacob, Y. U. (2011) 'Therapy through the back-door: the call for integrative approaches to one-to-one talking practices and existential coaching as a possible framework'. Unpublished manuscript. Available at http://www.existentialcoaching.net/resources/Jacob2011-Therapy_through_the_Backdoor.doc (accessed 4 March 2013).

——(2012) 'Covering the whole spectrum of human experience: positive psychology meets existentialism in the coaching room'. Unpublished manuscript. Available at http://www.existentialcoaching.net/resources/Jacob2012-Positive_Existential_Coaching.doc (accessed 4 March 2013).

Jacobs, Y. (2012) 'Solution focused coaching and solution focused therapy'. *AICTP Journal* 1 (autumn), 31–2.

Jarvis, J., Lane, D. A. and Fillery-Travis, A. (2006) *The case for coaching: making evidenced-based decisions on coaching*. London: CIPD.

Jaspers, K. (1971) *Philosophy of existence*, trans. R. F. Grabau. Oxford: Blackwell.

Jinks, D. (2010) 'An exploration into the thoughts and perceptions of four coaches around the concept of "personal consultancy"'. Unpublished MSc dissertation, University of Hull.

Jinks, D. and Dexter, J. (2012) 'What do you really want: an examination of the pursuit of goal setting in coaching'. *International Journal of Evidence-based Coaching and Mentoring* 10(2) 100–110.

Jinks, D. and Popovic, N. (2011) 'Personal consultancy'. *Therapy Today* 22(10) 17–20.

Jopling, A. (2007) 'The fuzzy space: exploring the experience of the space between psychotherapy and executive coaching'. Unpublished MSc dissertation, New School of Psychotherapy and Counselling, London. Available at http://de.scribd.com/doc/17168879/Research-Thesis-The-Fuzzy-Space-Between-Psychotherapy-and-Executive-Coaching (accessed 4 March 2013).

——(2012) 'Coaching leaders from an existential perspective'. In E. van Deurzen and M. Hanaway (eds) *Existential perspectives on coaching*. Basingstoke: Palgrave Macmillan.

Joseph, S. (2006) 'Person-centred coaching psychology: a meta-theoretical perspective'. *International Coaching Psychology Review* 1(1) (April) 47–54.

私人心理顾问：咨询与教练技术的整合

244

Kabat-Zinn, J. (2004) *Wherever you go, there you are: mindfulness meditation for everyday life*, London: Piatkus.

——(2012) *Mindfulness for beginners*. Boulder, CO: Sounds True inc.

Kampa-Kokesch, S. and Anderson, M. Z. (2001) 'Executive coaching: a comprehensive review of the literature'. *Consulting Psychology Journal* 53, 205–28.

Kellaway, L. (2005) *Who moved my Blackberry?* London: Penguin.

Kenrick, J. and Lee, S. (2010) *A proven early intervention model: the evidence for the effectiveness of Youth Information Advice Counselling and Support Services (YIACS)*. London: Youth Access.

Kets de Vries, M. F. R (2007) 'Are you feeling mad, bad, sad or glad?'. INSEAD Faculty and Research Working Paper. Available at http://www.insead.edu/facultyresearch/research/doc.cfm?did=18768 (accessed 22 May 2013).

——(2008) 'Leadership coaching and organizational transformation: effectiveness in a world of paradox?'. INSEAD Faculty and Research Working Paper. Available at http://www.insead.edu/facultyresearch/research/doc.cfm?did=38545 (accessed 22 May 2013).

Kets de Vries, M. F. R., Korotov, K. and Florent-Treacy, E. (2007) *Coach and couch: the psychology of making better leaders*. London: Basingstoke: Palgrave Macmillan.

Kierkegaard, S. (1843) *Fear and trembling*, trans. Alastair Hannay. New York: Penguin.

Kilburg, R. R.(2009) *Executive coaching: developing managerial wisdom in a world of chaos* (5th edn) Washington DC: American Psychological Association.

Kline, N. (1998) *Time to think: listening to ignite the human mind*. London: Cassell Illustrated.

LeBon, T. and Arnaud, D. (2012) 'Existential coaching and major life decisions'. In E. van Deurzen and M. Hanaway (eds) *Existential perspectives on coaching*. Basingstoke: Palgrave Macmillan.

Leonard, L. (2011) *The relationship between Navajo adolescents' knowledge and attitude of Navajo culture and their self-esteem and resilience*. Ann Arbour, MI: Proquest UMI.

Lewis, J. (2012) 'Using existential integrated coaching in the workplace'. In E. van Deurzen and M. Hanaway (eds) *Existential perspectives on coaching*. Basingstoke: Palgrave Macmillan.

Lewis, T., Amini, F. and Lannon, R. (2001) *A general theory of love*. New York: Vintage Books.

Linley, P. A. and Harrington, S. (2007) 'Playing to your strengths'. *Psychologist*, 19, 86–9.

McLeod, J. (1998) *An introduction to counselling* (2nd edn). Buckingham: Open University Press.

——(2009) *An introduction to counselling* (4th edn). Milton Keynes: Open University Press.

McMahon, G. and Wilson, C. (2006) 'What's the difference?'. *Training Journal*, September, 54–7.

Malan, D. H. (1979) *Individual psychotherapy and the science of psychodynamics*. New York, Butterworth.

Martin, C. (2001) *The life coaching handbook*. Carmarthen: Crown House.

Maxwell, A. (2009a) 'How do business coaches experience the boundary between coaching and therapy/counselling?'. *Coaching: An International Journal of Theory, Research and Practice*, 2(2) 149–62.

参考文献

——(2009b) 'The co-created boundary: negotiating the limits of coaching', *International Journal of Evidenced-based Coaching and Mentoring*, Special issue no. 3 (November), 82–94.

Merleau-Ponty, M. (1962) *The phenomenology of perception*. London: Routledge.

Miller, S. D., Duncan, B. L. and Hubble, M. A. (2004) 'Beyond integration: triumph of outcome over process in clinical practice'. *Psychotherapy in Australia*, 10(2) 2–19.

Milner, J. and Bateman, J. (2011) *Working with children and teenagers using solution-focused approaches: enabling children to overcome challenges and achieve their potential*. London: Jessica Kingsley.

Mirea, D. (2012) 'Cognitive behavioural coaching: friend or foe for the existential coach?'. In E. van Deurzen and M. Hanaway (eds) *Existential perspectives on coaching*. Basingstoke: Palgrave Macmillan.

Moja-Strasser, L. (1996) 'The phenomenology of listening and the importance of silence'. *Journal of the Society for Existential Analysis* 7(1), 90–102.

Mumby, C. (2011) 'Working at the boundary'. *BACP Children and Young People Journal* (December).

Nanda, J. (2012) 'Why mindfulness-based existential coaching?'. In E. van Deurzen and M. Hanaway (eds) *Existential perspectives on coaching*. Basingstoke: Palgrave Macmillan.

Neenan, M. and Dryden, W. (2000) *Essential rational emotive behaviour therapy*. London: Whurr.

Nurco, D. N., Hanlon, T. E., O'Grady, K. E. and Kinlock, T. W. (1997) 'The association of early risk factors to opiate addiction and psychological adjustment'. *Criminal Behaviour and Mental Health* 7, 213–28.

O'Connell, B. (1998) *Solution-focused therapy*. London: Sage Publications.

Palmer, S. (2011) 'Coaching philosophy, eclecticism and positivisim: a commentary'. Annual Review of High Performance Coaching, special supplement of *The International Journal of Sports Science and Coaching* (January), 29–32.

——(2012) 'Multimodal therapy'. In C. Feltham and I. Horton (eds) *The Sage handbook of counselling and psychotherapy* (3rd edn). London: Sage, pp. 361–7.

Palmer, S. and Whybrow, A. (2006) 'The proposal to establish a special group in coaching psychology'. *The Coaching Psychologist* 1, 5–12.

Passmore, J. (2009) *Diversity in coaching: working with gender, culture, race and age.* London: Kogan Page.

——(2007) 'An Integrative model for executive coaching'. *Consulting Psychology Journal: Practice and Research* (March), 68–78. Available at http://www.langleygroup.com.au/images/Passmore---2007---An-integrative-model-for-executive-coaching.pdf (accessed 22 May 2013).

Passmore, J. and Law, H. (2009) 'Cross-cultural and diversity coaching'. In Passmore, J. (ed) (2009) *Diversity in coaching: working with gender, culture, race and age*. London: Kogan Page.

Peltier, B. (2001) *The psychology of executive coaching*. Hove and New York: Routledge.

——(2010) *The psychology of executive coaching* (2nd edn). Hove and New York: Routledge.

Popovic, N. (2005) *Personal synthesis*. London: PWBC.

Popovic, N. and Boniwell, I. (2007) 'Personal consultancy: an integrative approach to one-to-one talking practices'. *International Journal of Evidence-based Coaching and Mentoring* 5 (Special issue), 24–9.

私人心理顾问：咨询与教练技术的整合

Price, J. (2009) 'The coaching/therapy boundary in organisational coaching'. *Coaching: An International Journal of Theory, Research and Practice*, 2(2) (September) 135–48.

Pringle, D. (2012) 'Existential coaching using the MBTI® and FIRO-B® psychometric assessments'. In E. van Deurzen and M. Hanaway (eds) *Existential perspectives on coaching*. Basingstoke: Palgrave Macmillan.

Prochaska, J, O. (2004) 'How do people change and how can we change to help many more people?'. In Hubble, M. A., Duncan, B. L. and Miller, S. D. (eds) *The heart and soul of change: what works in therapy*. Washington, DC: American Psychological Association, pp. 227–55.

Pullinger, D. (2012) 'Career development as a life changing event'. In E. van Deurzen and M. Hanaway (eds) *Existential perspectives on coaching*. Basingstoke: Palgrave Macmillan.

Qian, M., Smith, C. W., Chen, Z. and Xia, G. (2001) 'Psychotherapy in China: a review of its history and contemporary directions'. *International Journal of Mental Health* 30(4) 49–68.

Reed, J. (2012) 'Existential coaching first, neuro-linguistic programming second'. In E. van Deurzen and M. Hanaway (eds) *Existential perspectives on coaching*. Basingstoke: Palgrave Macmillan.

Rock, D. and Page, L. J. (2009) *Coaching with the brain in mind: foundations for practice*. Hoboken, NJ: Wiley.

Rogers, C. R. R. (1999) *A therapist's view of psychotherapy: on becoming a person*. London: Constable.

——(2003) *Client-centred therapy*. London: Constable.

——(2004) *A therapist's view of psychotherapy: on becoming a person*. London: Constable.

Rogers, J. (2008) *Coaching skills: a handbook*. Milton Keynes: Open University Press.

Russell, J. and Dexter, G. (2008) 'Differentiation of coaching'. PGDip/MSc Personal and Corporate Coaching handout, University of Hull.

Russell, J. and Jinks, D. (2011) 'Training and the road to professionalisation: some introductory questions'. Available at http://ac.somcom.co.uk/media/uploads/publications/ACB1104.pdf (accessed 15 March 2013).

Ryan, R. M. and Deci, E. L. (2000) 'Self-determination theory and the facilitation of intrinsic motivation, and well-being'. *American Psychologist*, 55(1) 68–78.

Sanderson, C. (2008) *Counselling adult survivors of child sexual abuse* (3rd edn). London: Jessica Kingsley.

Sartre, J.-P. (1956 [1943]) *Being and nothingness: an essay on phenomenological ontology*, trans. H. Barnes. New York: Philosophical Library.

——(1973 [1944]). *No Exit*. New York: Vintage Books.

Seligman, M. E. P. and Csikszentmihalyi, M. (2000) 'Positive psychology: an introduction'. *American Psychologist*, 55, 5–14.

Sercombe, H. (2010) 'Teenage brains'. *BACP Children and Young People Journal* (March).

Siegel, D. J. and Bryson, T. P. (2012) *The whole-brain child: 12 proven strategies to nurture your child's developing mind*. London: Robinson.

Smith, V. J. (2011) 'It's the relationship that matters: a qualitative analysis of the role of the student/tutor relationship in counselling training'. (Unpublished) Health, Wellness and Society Inaugural International Conference, 20–22 January, University of California, Berkeley, CA.

参考文献

247

Social Exclusion Unit (2005) 'Transitions: young adults with complex needs'. A Social Exclusion Unit final report, London: Office of the Deputy Prime Minister.

Spinelli, E. (1997) *Tales of un-knowing: therapeutic encounters from an existential perspective*. London: Duckworth.

——(2005) 'Existential coaching'. Available at http://www.plexworld.com/exist0.1.html (accessed 4 March 2013).

——(2008) 'Coaching and therapy: similarities and divergences'. *International Coaching Psychology Review* 3(3) 241–9.

——(2010) 'Coaching and therapy: similarities and divergences'. *Psychotherapy in Australia* [online] 17(1) (November) 52–8.

Stober, D. R. and Grant, A. M. (2006a) *Evidence-based coaching handbook: putting best practices to work for your client*. Hoboken, NJ: John Wiley & Sons.

Stober, D. and Grant, A. M. (2006b) 'Toward a contextual approach to coaching models'. In D. Stober and A. M. Grant (eds) *Evidence-based coaching handbook*, New York: Wiley.

Strasser, F. and Strasser, A. (1997) *Existential time-limited therapy: the wheel of existence*. London: Wiley.

Summerfield, J. (2002) 'Walking the thin line: coaching or counselling?' *Training Journal* (November) 36–9.

——(2006) 'Do we coach or do we counsel? Thoughts on the "emotional life" of a coaching session'. *The Coaching Psychologist* 2(1) May.

Taylor, C. (2007) 'Counsellor: job description and activities'. Available at http://www.prospects.ac.uk/cms/ShowPage/Home_page/Explore_types_of_jobs/Types_of_Job/p!eipaL?state=showocc&idno=77&pageno=1 (accessed 5 February 2008).

Tillich, P. (1952) *The courage to be*. Newhaven, CT: Yale University Press.

Toates, F. (2004) 'Motivation'. In Open University (eds) *Emotions and mind*, Course SD226 Biological Psychology: exploring the brain, Science Level 2, Book 6. Milton Keynes: Open University, p. 21.

Townsend-Handscomb, D. (2013) 'How often do coaches encounter coachees with mental health issues?'. *The UK Bulletin of the Association for Coaching*, 11 (Winter) 21–5.

van de Loo, E. (2007) 'The art of listening'. In Kets de Vries, M. F. R., Korotov, K. and Florent-Treacy, E. (eds) *Coach and couch: the psychology of making better leaders*. Basingstoke: Palgrave Macmillan

van Deurzen, E. (1997) *Existential dimensions of psychotherapy*. London: Routledge.

——(2009) *Psychotherapy and the quest for happiness*. London: Sage.

——(2012) 'The existential ideology and framework for coaching'. In E. van Deurzen and M. Hanaway (eds) *Existential perspectives on coaching*. Basingstoke: Palgrave Macmillan.

van Deurzen, E. and Adams, M. (2011) *Skills in existential counselling and psychotherapy*, Sage.

van Deurzen, E. and Hanaway, M. (2012) *Existential perspectives on coaching*. Basingstoke: Palgrave Macmillan.

van Deurzen, E. and Young, S. (2009) *Existential perspectives on supervision: Widening the horizon of psychotherapy and counselling*. Basingstoke and New York: Palgrave Macmillan.

Vaughan Smith, J. (2007) *Therapist into coach*. Maidenhead: Open University Press and McGraw-Hill Education.

私人心理顾问：咨询与教练技术的整合

Walker, Y. (1993) 'Aboriginal family issues', Australian Institute of Family Studies. Available at http://www.aifs.gov.au/institute/pubs/fm1/fm35yw.html (accessed 20 November 2012).

Warnecke, T. (2010) 'Working as a psychotherapist in Europe: the psychotherapist'. *The Journal of the UK Council of Psychotherapists* 47 (winter), 39–40.

Weare, K. (2012) 'Evidence for the impact of mindfulness on children and young people'. The Mindfulness in Schools Project in association with Mood Disorders Centre. Available at http://mindfulnessinschools.org/ (accessed 13 June 2013).

Westen, D., Novotny, C. M. and Thompson-Brenner, H. (2004) 'The empirical status of empirically supported psychotherapies: assumptions, findings, and reporting in controlled clinical trials'. *Psychological Bulletin*, 130, 631–63.

White, N. (2008) *A brief history of happiness.* Oxford: Blackwell.

White, M. and Epston, D. (1990) *Narrative means to therapeutic ends.* London: W. W. Norton & Co.

Whitmore, J. (1997) *Need, greed and freedom.* Shaftsbury: Element Books.

Williams, D. I. and Irving, J. A. (2001) 'Coaching: an unregulated, unstructured and (potentially) unethical process'. *The Occupational Psychologist* 42.

Williams, P. (2003) 'The potential perils of personal issues in coaching – the continuing debate: therapy or coaching? What every coach should know'. *International Journal of Coaching in Organisations* 2(2) 21–30.

Wingfield, R. (2008) *Teenage killings: loss, trauma and abandonment in the histories of young people in trouble.* London: The Bowlby Centre.

Wong, P. T. P. (2009) 'Positive existential psychology'. In S. Lopez (ed.) *Encyclopedia.* Oxford: Blackwell.

——(2010) 'What is existential positive psychology?'. *International Journal of Existential Psychology and Psychotherapy* 3, 1–10.

Yalom, I. (1980) *Existential psychotherapy.* New York: Basic Books.

Yalom, I. D. (2009) *The gift of therapy: An open letter to a new generation of therapists and their patients.* New York: Harper Perennial.

Young, S. (2000) 'Existential counselling and psychotherapy'. In S. Palmer (ed.) *Introduction to counselling and psychotherapy.* London: Sage.

Young-Eisendrath, P. (2003) 'Response to Lazarus'. *Psychological Inquiry*, 14(2) 110–72.

参考文献

译后记

　　从在北京师范大学读硕士期间开始做咨询，迄今为止有20年了。这些年以来，一直坚持接个案做咨询，同时给咨询师们提供督导和培训，并把焦点解决短程咨询引入到员工帮助计划领域。尤其是2016年，经过系统训练获得加拿大多伦多大学SFBC教练的认证。不间断接触来访者和客户，每年在多家企业进行EAP工作，越来越多的实践工作，给我的启发是时代在进步，我们每一个人面对的问题也不断发生变化，真正因精神问题、人格障碍和心理创伤寻求咨询评估和帮助的占咨询总体人数的10%左右，更多的人与咨询师和教练一起工作，往往是因为在现实生活中遇到挑战，由挑战引发困扰，由困扰导致情绪问题、职业生涯问题、工作绩效问题、人际关系问题、亲密关系问题、亲子教育问题，等等。或者在实现目标的路上缺少资源，看不到自己的优势和能力，期待有更好的策略。如何在较短的时间内，高效帮助来访者或者客户达成目标，是对每一位进行咨询实践和教练实践的专业人士的挑战。而助人的工作，需要非常强大的专业性和系统的训练，以及大量实践和督导训练。在成长为高效助人者的路上，技术是最基础，也是最容易掌握的，但是任何技术都离不开工作框架的引领，而工作框架又与助人者所秉承的哲学观、人性观紧密相连。

　　《私人心理顾问：咨询与教练技术的整合》一书的作者，在实践中受到启发，基于客户的需求，以创新的方式将咨询与教练工作进行了整合。此想法一旦产生，即出现了大批的支持者和追随者。本书作者秉承认真和严谨的态度，从助人工作最最基础的部分——对话的缘起开始，首先回答了私人顾问是什么、为什么的问题。在我看来，私人心理顾问的工作模型和流程是本书的骨架。在此基础上，作者探讨了客户关系的边界，并展示了私人心理顾问的个案工作流程。我认为本书的第二部分是作者特别设计的内容。毕竟私人心理顾问是在历史悠久的心理咨询师和教练的土壤中破土而出的新芽，那么，私人心理顾问与心理咨询和教练工作的相同和独特之处在哪里？它在不同领域是如何工作的？它如何与咨询和教练进行区分，又如何进行整合？而且，来自实践者的声音非常重要，他们作为咨询和教练领域的专家，是如何看待、界定、实践私人心理顾问这一新生"职业"的？对于以上问题，作者都以谦逊、真诚、探索的态度，力所能及地进行了探讨和综述。

　　感谢高效的翻译团队，李青、于丹妮、王梦瑜和孙晓波，分别完成第一～第四章、第五～第九章、第十～第十四章和第十五～第十八章的翻译工作，我完成了本书序、前言和目录的翻译及全书的审校工作。

撰写这些文字的时候，正是新型冠状病毒肆虐的日子。我参与和领导了多个公益组织的心理援助公益热线工作。在与热线咨询师一起分析个案提供督导时，我们数次回到求助者本身，看到他的力量、资源，看到他在困难中的坚持。以他的目标为工作重点，在最黑暗的时刻，一起去看到光明的存在。也许，叫咨询师还是叫教练不重要，如何在实践中，以创新的、开放的、探究的方式，找到助人的最佳实践模式才是最重要的。此书是献给那些不断回到事物本源，并勇于探索、开放创新的助人者们！

赵然

2020年2月于北京